实用临床儿科疾病诊疗学

主编 马晓花 等

吉林科学技术出版社

图书在版编目（ＣＩＰ）数据

实用临床儿科疾病诊疗学 / 马晓花等主编. — 长春：
吉林科学技术出版社，2022.5
ISBN 978-7-5578-9514-3

Ⅰ．①实… Ⅱ．①马… Ⅲ．①小儿疾病－诊疗 Ⅳ.
①R72

中国版本图书馆 CIP 数据核字(2022)第 115949 号

实用临床儿科疾病诊疗学

主　　编　马晓花 等
出版人　　宛　霞
责任编辑　练闽琼
封面设计　猎英图书
制　　版　猎英图书
幅面尺寸　185mm×260mm
开　　本　16
字　　数　160 千字
印　　张　6.625
印　　数　1–1500 册
版　　次　2022年5月第1版
印　　次　2022年5月第1次印刷

出　　版　吉林科学技术出版社
发　　行　吉林科学技术出版社
地　　址　长春市南关区福祉大路5788号出版大厦A座
邮　　编　130118
发行部电话/传真　0431-81629529　81629530　81629531
　　　　　　　　　　81629532　81629533　81629534
储运部电话　0431-86059116
编辑部电话　0431-81629510
印　　刷　廊坊市印艺阁数字科技有限公司

书　　号　ISBN 978-7-5578-9514-3
定　　价　48.00 元

前　言

　　儿科不仅是医院的重要科室之一，更是一个特殊的科室。儿童疾病在发生、发展、症状表现、诊断、治疗、预后及预防等方面与成人相异之处甚多，且年龄越小，差别越大。由于宝宝的发育还不完善，抵抗力弱，容易受到外来的病菌袭击引发一些症状，这些症状都会给宝宝自身带来一些不适。这种在孩童时期产生的病症，医学上叫做儿科疾病。儿科疾病严重影响了儿童的智力发育。这些疾病因素不一，有先天遗传的，有后天环境的，还有家庭教育等智力影响因素。

　　本书详细阐述了儿科各种常见病、多发病的诊断、鉴别诊断和治疗思路、方法、步骤与要点，内容新颖、全面、重点突出，简明扼要，使用方便，实用性强。

目 录

第一章　新生儿黄疸

黄疸是新生儿时期常见的症状之一，尤其是出生后1周最常出现，占50%~75%。表现为巩膜、黏膜、皮肤等处黄染，是胆红素在血液及组织中积聚而引起。它包括生理性黄疸与病理性黄疸，前者占多数，后者占少数。病理性黄疸时常夹杂于生理性黄疸中，有时很难将两者截然分开。生理性黄疸程度与很多因素有关，它不单单取决于血清胆红素水平，也与早产、低出生体重、缺氧、酸中毒、败血症、颅内出血等诸多因素有关，这些病理情况均可引起黄疸或使原有黄疸加重。新生儿出生后的血清总胆红素水平是一种动态发展过程，超过一定的限度时，即可对新生儿造成损害，胎龄越小，出生体重越低，危害越大。因此，有学者认为，目前生理性黄疸、病理性黄疸并不存在一个适用于所有足月儿或早产儿的界值，如母乳性黄疸血清胆红素可以达到很高水平，甚至≥342μmol/L，但至今未见有引起核黄疸的报道。有些致病因素临床难于确定，致使生理性黄疸与病理性黄疸难于区分。随着新生儿黄疸的研究进展，目前认为，血清胆红素不是一种需要排除的有毒代谢产物，胆红素具有抗自由基的作用，它是新生儿防御各种氧化物损害的血浆自由基清除剂之一，Benarcn报道患自由基产生增多的疾病（如感染、窒息、缺氧）的新生儿胆红素值明显低于对照组，表明胆红素在一定范围内起到抗氧化作用而自身被消耗。但胆红素超过一定的限度可以成为病理性高胆红素血症（以下简称高胆），若得不到及时诊断和治疗，可致胆红素脑病，产生严重后果。因此，正确判断生理性黄疸与病理性黄疸，已成为目前国内外新生儿科学领域内研究的重要课题。国内大量资料报道以高胆为主诉者占新生儿住院例数的首位，可高达30%~50%，随着年代的变迁，高胆发生率有上升趋势，而发生的因素亦有改变。

第一节　生理性黄疸

新生儿生理性黄疸即单纯由于新生儿胆红素代谢的特点所致，除外各种致病因素的存在，无临床症状，血清未结合胆红素增加在一定范围以内，即新生儿出生后2~14天内，足月儿血清胆红素不超过220.6μmol/L（12.9mg/dL），早产儿不超过255μmol/L（15mg/dL），平均最高浓度为104μmol/L（6mg/dL）。血清胆红素>85μmol/L（5mg/dL）时，方在皮肤上察觉黄染，肉眼观察足月儿中有50%，早产儿有80%可见黄疸。近年来，对生理性黄疸研究认为，黄疸的程度存在个体差异，也与种族、地区、遗传、家族、喂养方式以及难产、产前应用催产素有关。东方人和美国印第安人足月新生儿生理性黄疸［血清胆红素171~236μmol/L（10~14mg/dL）］较白种人要高。同胞中第一胎新生儿有高胆红素血症［血清胆红素>205.2μmol/L（12mg/dL）或>256.5μmol/L（15mg/dL）］者，第二胎患高胆红素血症危险性增高，比第一胎不是高胆红素血症者高3.1~12.5倍，母乳喂养儿，血清胆红素峰值明显高于人工喂养儿。我国近年来也有不同地区正常新生儿血清胆红素水平动态监测报道，有人报道辽源地区304例新生儿生理性黄疸胆红素的平均值，最高限值为231μmol/L，甚至有高达

304μmol/L 以上者也未见有病理征出现，新生儿一般情况良好。大量资料表明，我国正常新生儿生理性黄疸血清胆红素峰值高于传统的诊断标准，说明过去沿用的诊断标准来诊断生理性黄疸不妥，况且也很难在生理性黄疸和病理性黄疸之间设定严格区分的界限。因此人们对生理性黄疸这一名词提出不同的看法，建议生理性黄疸改为发育中的高胆红素血症或命名为新生儿暂时性黄疸。

一、原因及机制

生理性黄疸产生的原因是多方面的，它与新生儿期胆红素的代谢特点有着密切关系。过去认为主要是葡萄糖醛酸转移酶发育不成熟引起，现研究证明这仅是产生生理性黄疸的原因之一。胆红素产生量增加；肝细胞摄取胆红素的能力不足；肝细胞结合胆红素的能力下降；肝细胞对胆红素的排泌缺陷；胆红素的肠肝循环增加等，都是造成生理性黄疸的原因。

二、临床表现

约 60％的足月儿出生后 2～3 天出现黄疸，黄疸的程度较轻，先见于面部、颈，巩膜亦可查见，然后遍及躯干和四肢，有时呕吐的胃内容物和脑脊液亦呈黄色，粪便多呈黄色。一般无任何症状，如血清胆红素超过 136.8μmol/L（8mg/dL）也可有轻度嗜睡或纳差。轻者 2～3 天可消退，4～5 天为高峰，7～10 天消退。约 80％以上的早产儿于出生后 3～5 天出现黄疸，黄疸的程度较重，消退也较慢，可延长到 2～4 周。胎龄小的早产儿有时血清胆红素只有 170～205μmol/L（10～12mg/dl），但也有并发核黄疸的危险，应予以注意。

三、实验室检查

血清胆红素（未结合胆红素）增高，其增高的生理范围值随日龄而异，足月儿脐血胆红素＜42.75μmol/L（2.5mg/dL），24 小时内血清胆红素＜102.6μmol/L（6mg/dL）；48 小时内血清胆红素＜153.9μmol/L（9mg/dL），72 小时内血清胆红素＜220.6μmol/L（12.9mg/dL）；早产儿 24 小时内血清胆红素＜136.8μmol/L（8mg/dL），48 小时内血清胆红素＜205.2μmol/L（12mg/dL），72 小时内血清胆红素＜256.5μmol/L（15mg/dL）。红细胞、血红蛋白、网织红细胞都在正常范围，尿中无胆红素或过多的尿胆原，肝功能正常。

四、诊断

新生儿生理性黄疸传统的诊断标准：足月儿不超过 205.2μmol/L（12mg/dL）；早产儿不超过 255μmol/L（15mg/dL）。临床诊断时除胆红素为重要诊断依据外，还应结合病因、临床表现。早产儿在缺氧、酸中毒、低温、喂养过迟等情况下时，若胆红素值在正常范围亦可以发生胆红素脑病，故应进行仔细认真的综合分析，查明原因，以免贻误诊断。近年来，国内外大量的资料说明，目前的判断方法在临床应用上有一定的局限性。

生理性黄疸的血清胆红素受多种因素影响而有所差异，如不同地区、民族、环境、低出生体重儿，男性，母乳喂养、受孕时使用避孕药、孕期健康状况、分娩时的各种异常因素，均对血清胆红素有影响，因此在判断时要注意这些因素的存在，以免造成判断的局限性和片面性。国外资料认为足月儿血清胆红素＜220.6μmol/L（12.9mg/dL）占 95％左右，这是他们对 3200 例正常足月儿进行调查的结果，有 6.2％超过此值。国内同济医科大学对 560 例正常新生儿出生后 1～10 天进行胆红素动态观察，足月儿血清胆红素峰值出现在 4～5 天，平均峰值为（184±70）μmol/L[（10.76±4.12）mg/dL]，其中胆红素值≥205μmol/L（12mg/dL）者占 51.6％，早产儿在出生后第六天，平均峰值为（270±68）

μmol/L[（15.76±4.01）mg/dL]，出现黄疸高峰时间和平均数均大于国外资料。国内对 668 例足月儿以 239μmol/L（14mg/dL）为标准，有 38.89％超过此值。近年来大量资料报道正常足月儿出生后 24 小时内出现黄疸者占 28％，胆红素平均峰值为 179.6μmol/L（10.5mg/dL），超过 205.2μmol/L（12mg/dL）占 14.3％；而胆红素平均峰值为 248μmol/L（14.5mg/dL），超过 256.5μmol/L（15mg/dL）占 42.9％。黄疸消退平均时间为 17 天。北京医科大学第三临床学院对原因不明高胆病例进行血清胆红素动态分析，发现在黄疸出现时间、达高峰时间、病程及临床特点均与生理性黄疸相似，平均峰值为 290.7μmol/L（17mg/dL），说明此部分高胆可能包括部分生理性黄疸。我国正常新生儿生理性黄疸的血清胆红素标准应高于传统的标准，暂定为血清胆红素足月儿不超过 220.6μmol/L（12.9mg/dL），早产儿不超过 256.5μmol/L（15mg/dL）。

五、治疗

生理性黄疸一般无须要特殊治疗，在黄疸期间应注意供给水分及葡萄糖，多可自行消退。如血清胆红素超过诊断标准时，除进一步查明原因外，应酌情选用中草药或西药疗法、光疗。早期开始喂奶，可刺激肠管蠕动，促进胎便顺利排出，又可建立肠道的正常菌群，促进粪胆原的生成，减少肝肠循环，可助减轻生理性黄疸的程度。

第二节　病理性黄疸

新生儿病理性黄疸即新生儿早期除胆红素代谢的特点外，同时有明确的使黄疸加重的疾病或致病因素存在，血清胆红素超过生理性黄疸的诊断标准，临床诊断为高胆红素血症，是新生儿特定时期的症状学诊断，属于病理性黄疸。但广义的病理性黄疸还包括生理性黄疸时期，血清胆红素仍超过正常水平者。临床实际工作中常认为病理性黄疸都表现为高胆红素血症，应该说这是不全面的，极低出生体重儿血清胆红素水平正常情况下，仍有可能发生胆红素脑病，不能认为是生理性的，实际上生理性和病理性黄疸是相对的，不能依靠血清胆红素值绝然把两者区分，临床上应注意黄疸出现时间和进展程度。

根据我国新生儿高胆红素血症发病率较高，由于地区、环境、诊断条件、医院性质和诊断标准的不同，发病的情况各家报道均不一样（9.1％～50％），甚至更高。中山医科大学报道在 1995 年高胆红素血症占新生儿住院总数的 47.5％；广东地区报道，4 年中高胆红素血症占新生儿总住院人数的 77.3％。而广东新生儿黄疸中，由 G-6-PD 缺乏引起者占 43.6％。北京医科大学第三临床学院报道，1978 年以来高胆红素血症一直占新生儿住院总数的 40％～50％。

一、发病原因

随着医疗技术的不断发展，人们对黄疸的认识提高，大量资料显示高胆红素血症发病率有逐年上升的趋势，而发病的因素随年代不同也有改变，20 世纪 70 年代以感染因素为主，目前以围产因素为主。国内 70 年代资料显示，高胆红素血症的发病原因感染为第一位，溶血为第二位。北京医科大学对 1978—1989 年中 1521 例高胆红素血症进行分析，感染因素随时间逐渐下降，由 53％下降至 7.3％，而围产因素由 5.5％上升到 35.7％。近年来大量资料证实，围产因素（如产伤、休克、缺氧、低温、酸碱紊乱）占高胆红素血症的 35.7%～56.8%，新生儿溶血病占第二位，原因不明者与母乳性黄疸较前增多。青岛报道母乳性黄疸占高胆红素血症的 19.9%。1986 年 Lascair 报道了一组新生儿黄疸胆红素＞220.6μmol/L（12.9mg/dL）的 2241 例中母乳性黄疸占 82.7%，母乳性黄疸现已成为高胆红素血症发病的重要原因之一，这与母乳喂养率提高和对母乳性黄疸认识的提高有关，感染因素已降至第五位。

二、分类及病因

按发病机制可分为红细胞破坏增多（溶血性、肝前性）；肝脏胆红素代谢功能低下（肝细胞性）；胆汁排出障碍（梗阻性、肝后性）。按实验室检测总胆红素和结合胆红素浓度的增高程度，可分为高未结合胆红素血症和高结合胆红素血症，如同时存在则称混合性高胆红素血症。

病理性黄疸原因甚多，根据发病原因可为胆红素生成过多，肝细胞摄取、结合胆红素能力低下和胆红素排泄异常三大类。

1. 胆红素生成过多

由于红细胞破坏增多，胆红素生成过多，引起结合胆红素增高，这一类占病理性黄疸的 50% 左右。

（1）红细胞形态异常：由于细胞膜结构异常，使细胞过早被脾破坏，如遗传性球形红细胞增多症、遗传性椭圆形红细胞增多症、遗传性口形红细胞增多症、婴儿固缩红细胞增多症等。

（2）红细胞酶的缺陷：由于红细胞酶的缺陷影响红细胞的正常代谢，使细胞膜僵硬，变形能力减弱，易于在单核吞噬细胞系统滞留破坏，如 G-6-PD 缺陷、己糖激酶缺陷、丙酮酸激酶缺陷等。

（3）血红蛋白病：均可在新生儿出现溶血性贫血和黄疸，如 α-地中海贫血、血红蛋白 F-Poole 和血红蛋白 Hasharon。

（4）同族免疫性溶血：如母婴 ABO 血型不合、Rh 血型不合和其他血型不合，我国 ABO 溶血病较常见。

（5）红细胞增多症：如先天性青紫型心脏病，脐带延迟结扎，宫内发育迟缓，母—婴、胎—胎之间输血，糖尿病母亲的婴儿等，均可致红细胞增多及破坏增多。

（6）感染：细菌和病毒感染皆可导致溶血，多见于细菌感染，如葡萄球菌、大肠杆菌等引起的败血症、肺炎、脑膜炎等重症感染。

（7）肝肠循环增多：如饥饿、喂养延迟、巨结肠、幽门肥大、先天性肠道闭锁、药物所致的肠麻痹等，均可使胎粪排泄延迟，增加胆红素的吸收。母乳性黄疸。

（8）其他：由于红细胞膜结构缺陷、维生素 E 缺乏和低锌血症，可致溶血，使黄疸加重；具有氧化作用的药物，如磺胺、呋喃妥因、痢特灵、水杨酸钠、维生素 K_3 等也可以使黄疸加重；颅内出血、血肿、皮下血肿、肺出血或其他部位出血，引起血管外溶血致使黄疸加重。

2. 肝细胞摄取、结合胆红素能力下降

（1）缺氧：围产缺氧、宫内窒息和出生后窒息、心力衰竭、呼吸窘迫综合征、母亲缺氧。

（2）感染：除感染引起的溶血外，感染抑制肝酶活力，致使肝脏形成结合胆红素的能力减低。

（3）先天性非溶血性高胆红素血症：如先天性葡萄糖醛酸转移酶缺乏症、Gilbert 综合征。

（4）家族性暂时性新生儿高胆红素血症：Lucey-Driscoll 综合征。

（5）药物：如磺胺、水杨酸钠、维生素 K_3、维生素 K_4、吲哚美辛、毛花苷丙、新霉素、樟脑丸等与胆红素竞争和 Y、Z 蛋白的结合位点，使游离型的未结合胆红素增高，噻嗪类利尿药均可使胆红素与白蛋白解离，产生高胆。酚类清洁剂能抑制葡萄糖醛酸转移酶的活力，造成高胆红素血症发生率增高。

（6）其他：甲状腺功能低下、脑垂体功能低下、先天愚型等常伴有血清胆红素升高或生理性黄疸延迟消退，还有不同原因引起的代谢性酸中毒、低血糖，均可影响肝功能使黄疸加重。

3. 胆红素排泄异常

由于肝细胞排泄障碍或胆管受阻，可发生胆汁淤积性黄疸而致高结合胆红素血症；如同时有肝细胞功能受损，也可伴有未结合胆红素增高。

（1）肝细胞对胆红素排泄功能障碍：①先天性代谢缺陷病，如 α_1-抗胰蛋白酶缺乏症、半乳糖血症、酪氨酸血症、果糖不耐受症、糖原累积症Ⅳ型、脂质累积病（尼曼匹克病、戈谢病）。②先天性遗传性疾病，如先天性非溶血性黄疸（结合胆红素增高型）即 Dubin-Johnson 综合征，先天性胰纤维囊肿病。③新生儿肝炎，常见于乙型肝炎病毒、巨细胞病毒、风疹病毒、单纯性疱疹病毒、肠道病毒、EB 病毒等感染，多为宫内感染。其他细菌感染中，如 B 组 β-链球菌、李司忒菌属、梅毒螺旋体、钩端螺旋体、弓形体等也可引起肝病。细菌感染所致的败血症，泌尿道感染、脑膜炎等引起的肝炎——中毒性肝炎。

（2）胆管排泄胆红素障碍：①先天性胆管闭锁，近年来证实多数是由于宫内病毒感染导致出生后进行性胆管炎、胆管纤维化和胆管闭锁，可发生在肝外（胆总管、肝胆管）或肝内胆管，是新生儿期引起长期阻塞性黄疸的最常见原因。②胆汁黏稠综合征，可由于新生儿溶血性疾病、新生儿肝炎、肝内小胆管发育不全和药物（氯丙嗪等）原因引起胆汁淤积在小胆管中。③先天性胆总管囊肿。④肝和胆道肿瘤、胆道周围淋巴结病等。

三、诊断

新生儿病理性黄疸目前公认的是，新生儿黄疸出现下列情况之一时要考虑：①黄疸出现的时间早，出生后 24 小时出现，血清胆红素＞102μmol/L（6mg/dL）。②出现虽晚而迁延不愈，或退后又复升。③足月儿血清胆红素＞220.6μmol/L（12.9mg/dL），早产儿＞256.5μmol/L（15mg/dL）。④血清胆红素每天上升＞85.5μmol/L（5mg/dL）。⑤血清结合胆红素＞34.2μmol/L（2mg/dL）。⑥黄疸持续时间较长，超过 2～4 周或进行性加重。

国内资料显示，正常足月儿出生后 24 小时内出现黄疸者占 28%，未发生病理改变，而胆红素平均峰值为 179.6μmol/L（10.5mg/dL），超过 205.2μmol/L（12mg/dL）占 31.3%，黄疸消退时间平均为 13 天，均未发现异常改变。早产儿 24 小时内出现黄疸者占 14.3%，胆红素平均峰值为 248μmol/L（14.5mg/dL），超过 256.5μmol/L（15mg/dL）占 42.9%，黄疸消退时间平均为 17 天，以上说明这部分病理性黄疸的患儿可能包括生理性黄疸，沿用传统的病理性黄疸诊断标准应予以修订。因此有学者认为，健康足月儿出生后 3 天内，血清胆红素在 226～268μmol/L（13.2～15.8mg/dL），第五天在 276～345μmol/L（16.2～20.2mg/dL），暂定为高胆红素高危儿。

四、临床表现

黄疸出现时间＜24 小时或随病情黄疸加重或黄疸减轻又复加重，黄疸部位达四肢，过肘、膝关节,甚至达手心足心。黄疸色泽深黄,橙、杏黄,溶血者伴苍白,梗阻性黄疸呈灰黄色,有原发病症状,拒食、反应差等,重者出现抽搐、惊厥、昏迷、脑水肿。

五、实验室检查

血清胆红素增高,足月儿>220.6μmol/L(12.9mg/dL),早产儿>256.5μmol/L(15mg/dL),可检查母婴血型(ABO、Rh),交叉免疫试验和新生儿直接 Coombs 试验,做血涂片观察红细胞形态和网织红细胞计数、测血细胞比容等有助于明确黄疸原因。

六、治疗

根据不同病因给予相应治疗,中药、西药、中西医结合、光疗及换血疗法。

七、预防

新生儿溶血病(Haemolytic Disease of Newborn,HDN)是高胆红素血症的重要病因。远期预后主要与核黄疸及高胆红素症持续时间长短有关。①提高首诊单位对 HDN 的诊疗水平。②开展科普宣传教育,发现父母血型组合不佳者,孕期应及时检测血型抗体,尽早采取预防措施,对产前检查、病史及血清学结果可能娩出新生儿溶血病者可给予中药预防。常用方剂:茵陈 30g、黄芩 18g、制大黄 6g、甘草 6g,每日 1 剂;益母草 500g、当归 150g、川芎 150g、白芍 180g、广木香 12g,共研细末,炼蜜为丸,每丸 9g,每次 1 丸,2 次/d,自孕满 4 个月开始服用至分娩。对 Rh 阴性母亲,给予孕母肌注抗 D、抗 E 或抗 C、E 球蛋白。同时有效防止新生儿感染。

第三节　溶血性黄疸

新生儿溶血性黄疸是由于红细胞受到破坏引起的黄疸。新生儿溶血性疾病均可引起程度不等的黄疸,包括母婴血型不合、红细胞酶缺陷、红细胞形态异常、血红蛋白异常等。临床上以母婴血型不合引起溶血性黄疸最为常见,又称为新生儿溶血病。

一、新生儿溶血病

新生儿溶血病是因母婴血型不合,母亲的血型抗体通过胎盘引起胎儿、新生儿红细胞破坏。该病发生于胎儿和早期新生儿,是最常见的一种新生儿溶血性疾病。临床表现为贫血、水肿、肝脾大和出生后迅速出现的黄疸。目前已发现人类有 26 个血型系统,400 多个血型。虽然有多个系统可发生新生儿溶血病,但是以 ABO 血型不合引起的最常见,其次为 Rh 血型不合。其他血型系统不合引起的较少见。

(一)发病机制

若母婴血型不合,母体内缺乏胎儿红细胞抗原,当胎儿红细胞通过胎盘进入母体循环,因抗原性不同使母体产生相应的血型抗体,此抗体又经胎盘进入胎儿血液循环,与胎儿红细胞抗原凝集,使之破坏,导致溶血。这是母婴血型不合导致新生儿溶血病的基本原理。

(1)ABO 血型不合溶血病:ABO 血型不合溶血病多发生在 O 型产妇,胎儿 A 型或 B 型。产妇 A 型,胎儿 B 型、AB 型,或产妇 B 型,胎儿 A 型、AB 型时,理论上亦同样可发病,但实际上很少见。这是因为 O 型妇女中抗 A、抗 B 抗体为 IgG,它们能通过胎盘屏障,而 A 型或 B 型产妇的抗 B

或抗 A 抗体主要为 IgM，不能通过胎盘屏障。ABO 血型不合第一胎亦可发病，因为 O 型妇女在孕前常已受其他因素的刺激［如肠道寄生虫感染、注射伤寒疫苗、破伤风或白喉类毒素，它们具有 A 型和（或）B 型血型物质，某些蔬菜亦具有 A、B 血型物质］使机体产生抗 A、抗 B 抗体，怀孕后这类抗体通过胎盘进入胎儿体内可引起溶血。虽然母婴 ABO 血型不合很常见，但真正发生 ABO 血型不合溶血病却不多，这是因为：IgG 抗 A 或抗 B 抗体通过胎盘进入胎儿体内后，经血型物质中和、组织细胞的吸附使部分抗体被处理掉；另外，胎儿红细胞 A 或 B 抗原的抗原性较弱。

（2）Rh 血型不合溶血病：Rh 血型有 6 种抗原，分为 3 组，即 C 与 c、D 与 d、E 与 e。其中 D 抗原抗原性最强，故凡具 D 抗原者称为 Rh 阳性。DD 和 dD 均是 Rh 阳性，dd 表示 Rh 阴性。Rh 阴性的频率在种族中有差别：在白种人群中约占 15%，美国黑人中占 5%，我国汉族人群中低于 0.5%，少数民族 Rh 阴性占人群比例 5% 以上。

Rh 血型不合时，胎儿红细胞经胎盘进入母体循环中，刺激淋巴细胞产生抗 Rh 抗体，这种初发免疫反应发展缓慢，常历时 2～6 个月，且所产生的抗体活性较弱并为 IgM，不能通过胎盘。由于胎儿红细胞进入母体较多发生在妊娠末期或临产时，故第一胎的发病率很低。当母亲再次怀孕 Rh 血型不合的胎儿时，即使进入母体的胎儿红细胞量很少，亦能很快地发生迟发免疫反应，且产生的抗体为 IgG，活性强，能通过胎盘与胎儿的红细胞结合，使红细胞破坏，导致溶血。但若母亲曾接受过 Rh 血型不合的输血，或母亲与外祖母 Rh 血型不合，或第一胎进行人工流产，体内已产生抗 Rh 抗体，第一胎或第二胎第一产亦可发病。

（二）临床表现

ABO 和 Rh 血型不合溶血病的临床表现基本相同，只是轻重程度不同。症状的轻重与母亲抗体的量、胎儿红细胞被致敏程度和胎儿代偿能力等因素有关。ABO 血型不合引起者病情轻、进展慢，Rh 血型不合引起者病情重、进展快。轻型者，出生时与正常新生儿无明显差异，1～2 天后出现黄疸和贫血。重症者因红细胞破坏过多，迅速出现黄疸、贫血、水肿、肝脾大，严重者可导致死胎、流产或早产。

（1）黄疸：出生时通常无明显黄疸，因为胎盘有清除脂溶性未结合胆红素的能力，但是严重的病例胆红素可以黄染羊水、脐带和胎脂。明显的黄疸一般是在出生后第一天，因为婴儿的胆红素结合排泄系统还不能应付大量的溶血负荷，在出生后 24 小时内出现黄疸并迅速加深，于出生后第三、四天黄疸达到高峰，皮肤的色泽由橙黄转为金黄。黄疸出现越早，进展越快，反映病情越重，当血清游离未结合胆红素上升到 340μmol/L（20mg/dL）时可引起核黄疸。血清胆红素以未结合胆红素为主，但有少许患儿在病程恢复期结合胆红素明显升高。

（2）贫血：ABO 溶血病多无明显贫血，即使有也较轻，很少发生晚期贫血。Rh 溶血性贫血程度轻重不一，轻度溶血者脐带的血红蛋白（Hb）>140g/L，中度溶血者脐带血 Hb<140g/L，重症则可低于 80g/L。部分 Rh 溶血病患儿在出生后 2～6 周发生明显贫血（Hb<80g/L），称为晚期贫血，这是因为患儿体内的抗血型抗体未完全消失，继续发生溶血所致。另外，此年龄时期恰为骨髓造血功能生理性低下的阶段，加重了贫血。

（3）水肿：严重水肿常导致胎儿死胎，活产水肿儿多见于病情重者，且多早产。患儿全身水肿、苍白，常伴有胸腔积液、腹腔积液和心包积液，胎盘水肿、庞大，胎盘重量与新生儿体重之比可达

7

1:3～1:4（正常为 1:6～1:7）。如不及时治疗常于出生后不久即死亡。水肿的发生与低血浆蛋白有关，部分患儿因发生心力衰竭加剧水肿而死亡。

（4）肝脾大：严重溶血时，贫血较重，造血组织代偿性增生，髓外造血活跃，引起肝脾大。ABO 溶血时肝脾大不明显，Rh 溶血时肝脾大明显，甚至因脾肿大而发生脾破裂。

（5）全身情况：病情轻者，一般情况较好。病情重者可出现嗜睡、拒食、拥抱反射由强减弱，可并发心力衰竭。黄疸严重者出现核黄疸时表现为拥抱反射消失、哭声尖叫、强直性抽搐、惊厥及角弓反张等症状。少数患儿有出血倾向或并发弥漫性血管内凝血（DIC），表现为皮肤淤点、淤斑，颅内出血、肺出血等。

（三）实验室检查

（1）血常规：红细胞数量减少，血红蛋白含量降低，有核红细胞和网织红细胞增加。网织红细胞正常新生儿为<6%，轻度患儿为 15%～20%，重度者可达 80%，其变化可作为判断预后的一项指征。正常新生儿出生后 1～2 天周围血可以找到有核红细胞 2～10 个/100 个血细胞。白细胞计数常中度升高。血小板一般正常，重度患儿血小板减少。

（2）胆红素测定：轻度患儿出生时血清胆红素可接近正常，中、重度患儿出生后 48 小时以内胆红素即已增高，以间接胆红素为主。出生后胆红素上升的速度，依溶血的速度和程度而定，轻型上升速度较慢，出生后 2～3 天达高峰，其最高值一般不超过 171μmol/L，8～10 天降至正常。中型一般以每小时 5.13～17.1μmol/L 的速度增加，于出生后 72～96 小时胆红素超过危险阈值（足月儿＞342μmol/L，早产儿＞307.8μmol/L），于出生后一周达到高峰。重型患儿出生后胆红素升高特别快，可于出生后 24 小时达到上述阈值。

（3）血型鉴定：对母子进行 ABO 及 Rh 血型鉴定，如怀疑为 Rh 溶血，若母子 D 抗原相同，应测定 Rh 系统中的其他抗原（如 E、e、C 或 c 等）或另外一些少见的抗原。

（4）Coombs 试验：直接 Coombs 试验可检测患儿红细胞是否被致敏，间接 Coombs 试验检测患儿血清中的血型抗体。ABO 溶血病患儿直接 Coombs 试验常为弱阳性或阴性，而间接 Coombs 试验常阳性，这是由于患儿红细胞表面结合的抗 A 或抗 B 抗体少，不足以出现强烈反应的结果，血清中的抗 A 或抗 B 抗体较多。Rh 溶血病患儿直接 Coombs 试验常为强阳性，偶有 Rh 阳性婴儿的红细胞被抗体"封闭"而呈假阴性的现象应注意鉴别，其血清中的抗 Rh 抗体可持续至出生后 2～3 个月，故易发生晚期贫血。

（四）诊断

1. 产前诊断

（1）父母亲血型测定：凡既往有不明原因的流产、早产、死胎、死产史，或新生儿重症黄疸史的产妇，应警惕有无母婴血型不合。测定母亲和父亲的血型，父母血型不合者，应测定母亲的血型抗体。

（2）母亲血型抗体测定：怀疑胎儿可能发生溶血病的孕妇应进行抗血型抗体测定，第一次测定一般在妊娠第四个月进行，这可作为抗体的基础水平。以后每月测定 1 次，妊娠 7～8 个月每半月测定 1 次，第 8 个月后每周测定 1 次。若抗体效价上升、起伏不定或由高转低者均提示小儿可能受累，当抗体滴度达 1:32 时宜做羊水检查。由于自然界中存在类似 A、B 抗原的物质，母亲体内可存在天然的抗 A 或抗 B 抗体，通常将 ABO 溶血病的抗体效价 1:64 作为可疑病例。母亲的抗体效价维持不变提示病情稳定。

（3）羊水检查：正常的羊水无色透明，重症溶血病羊水呈黄绿色。胎儿溶血程度越重，羊水胆红素含量就越高，故羊水胆红素含量可用来估计病情和决定终止妊娠。羊水在波长 450nm 处的光密度与羊水中胆红素含量呈一定相关比例，可用分光光度计测定羊水在波长 450nm 处的光密度代表羊水中胆红素的高低。由于羊水中胆红素的含量随孕周增加而降低，故在不同孕周所测得的光密度的升高数，有不同意义。Liley 将测得的羊水光密度作为纵坐标，孕周作为横坐标，根据病情轻重分 3 个区，Ⅰ区提示胎儿未发病或病情较轻，Ⅱ区提示病情中等，Ⅲ区则表明病情严重。

（4）影像学检查：全身水肿胎儿 X 线片可见软组织增宽的透明带，四肢弯曲度较差。B 超检查出胎儿肝脾大、胸腔积液、腹水。胎儿水肿时则胎儿周身皮肤包括头皮厚度增加，呈双线回声。

2. 产后诊断

（1）临床表现：观察新生儿有无贫血、水肿、黄疸和肝脾大等溶血病状，若有应考虑新生儿溶血病。

（2）实验室检查：对于出生时有水肿、贫血，出生后 24 小时内出现黄疸及母亲为 Rh 阴性血型的新生儿应考虑新生儿溶血病，需做血常规、母婴血型、血清胆红素和 Coombs 试验。

（五）鉴别诊断

（1）全身水肿：引起新生儿全身水肿的原因，除溶血病外还有纯合子 α-地中海贫血、严重的先天性心脏病、大的动静脉畸形、先天性肾病、先天性肝炎、子宫内感染、母亲患糖尿病等，可通过临床表现和血清学检查与这些疾病鉴别。

（2）黄疸：生理性黄疸出现晚、进展慢、程度轻、不伴有贫血和肝脾大，无全身症状，外周血中核红细胞和网织红细胞不升高。败血症可引起贫血、黄疸、肝脾大，易与溶血病混淆，但败血症有中毒症状、体温变化、血清中结合胆红素亦增高，而无血型抗体等，可进行鉴别。宫内其他感染，如巨细胞病毒、风疹病毒、单纯疱疹病毒等也可引起贫血、黄疸、肝脾大，但多伴有视网膜脉络膜炎、颅内钙化，血清相应 IgM 抗体阳性，Coombs 试验阴性。

（3）贫血：失血性贫血不伴有黄疸，血型抗体阴性，且常可找到失血的原因，易鉴别。主要应与其他原因引起的溶血性疾病相鉴别，包括葡萄糖-6-磷酸脱氢酶缺陷、丙酮酸激酶缺乏、己糖激酶缺乏、球形红细胞增多症、椭圆形红细胞增多症等，这些疾病除有贫血外也可引起黄疸、肝脾大，主要鉴别点为这些疾病 Coombs 试验阴性，并出现异形红细胞。

（4）母体疾病引起的自身免疫性溶血：患有系统性红斑狼疮、类风湿病的母亲，其体内的 IgG 通过胎盘进入胎儿体内可引起溶血，出现贫血和黄疸，直接 Coombs 试验阳性，但无血型抗体，结合母亲的病史进行鉴别。

（六）治疗

1. 产前治疗

产前治疗的目的为纠正贫血，减轻病情。

（1）孕妇治疗：包括综合治疗、静脉注射丙种球蛋白和血浆置换。

综合治疗：为减轻新生儿症状，减少流产、早产或死胎，在妊娠早、中、晚期各进行 10 天的综

9

合治疗。方法为：维生素 K_1 2mg，1 次/d；维生素 C 500～1000mg 加 25%葡萄糖 40mL 静脉注射，1 次/d；氧气吸入 1 次/d，每次 20 分钟。口服维生素 E 30mg，3 次/d，整个孕期服用。

静脉注射丙种球蛋白：其作用为抑制母体抗血型抗体的产生，阻止母体抗体进入胎儿，封闭胎儿单核巨噬细胞上的 Fc 受体，阻止红细胞被破坏。用法：对于中、重度 Rh 致敏的孕妇静滴，1 次/d，每次 400mg/kg，4～5 天为 1 个疗程，2～3 周后重复 1 次。

血浆置换：分娩过 Rh 溶血病（重症）的产妇，再次怀孕后若抗人球蛋白法测定抗体效价高于1:64，可考虑做血浆置换术（用血液成分分离机，对孕妇的血液做间断流动离心分离。孕妇的浓缩血细胞以生理盐水悬浮后当即输回，用新鲜冷冻血浆或白蛋白作置换剂）。一般在妊娠 20 周后开始，每次 1000mL 左右，为保持抗体低于治疗前效价常需做多次血浆置换术。

（2）胎儿处理：包括宫内输血和提前分娩。

宫内输血：目的是纠正贫血，防止胎儿宫内死亡，仅限于严重受累、肺部尚未发育成熟的胎儿。输血的方法是以 Rh 阴性的 O 型血，且与母亲血清不凝集的浓缩红细胞液输入胎儿腹腔。输入的红细胞能完整地通过淋巴管进入胎儿循环。输血量视胎龄而定，20～22 周输 20mL，24 周输 40mL，30～33 周输 75～100mL。一般每隔 1～3 周输血 1 次，直到胎儿基本成熟则可让胎儿娩出。在输血过程中应多次测胎儿腹腔内压力，若压力超过输血前 1.33kPa（10mmHg）应停止输血，以免压力过高压迫脐静脉使流入胎儿的血供被阻断引起死亡。

提前分娩：因妊娠越接近足月，抗体产生越多，对胎儿的影响越大，故接近足月时可考虑提前分娩。提前分娩的指征为：母亲有死胎、流产史或重度新生儿溶血病分娩史；孕妇血清 Rh 抗体由低升至 1:32 或 1:64 以上；羊水胆红素含量高，分光光度计测定光密度位于Ⅲ区；胎心出现杂音，腹围过度增大，体重增加超过正常，母亲自觉症状较重；羊水卵磷脂/鞘磷脂（L/S）>1.5。

2. 产时处理

溶血病新生儿因红细胞破坏过多，出生时容易窒息，临产时应做好抢救准备，防止窒息。胎儿娩出后立即钳住脐带，以免脐血流入胎儿过多。断脐时残端保留 5～6cm，无菌处理后保持湿润，以备换血用。留取脐血 3～5mL，用于血常规、血型、血型抗体和胆红素测定。仔细进行体检，判断溶血程度。

3. 新生儿治疗

治疗原则是防治贫血和心力衰竭；降低胆红素，防止胆红素脑病的发生；防治并发症。

（1）纠正贫血和心力衰竭：立即吸氧，选用呋塞米（速尿）和毛花苷丙（西地兰）控制心衰，穿刺放腹腔积液，病情稳定后，尽快换血治疗。

（2）静脉滴注丙种球蛋白（IVIG）：出生后一旦确诊为 Rh 血型不合溶血病可按 500mg/kg 给予 IVIG，于 2 小时内滴入，或 800mg/kg，1 次/d，连用 3 天。因 IgG 可阻断 Fc 受体，抑制溶血过程，使胆红素产生减少，可减少交换输血。

（3）黄疸的治疗：对出现黄疸和胆红素较高的患儿，应采取措施降低血清胆红素，以避免胆红素脑病的发生，主要方法有光照疗法、药物治疗、交换输血。

（4）换血疗法：换血疗法的目的是去除抗体、减轻溶血、降低血清胆红素，防止胆红素脑病的发生；纠正贫血和水肿、防止心力衰竭。近几年由于光照疗法的普遍使用，血清胆红素的降低显著，换血疗法的使用已明显减少。且换血疗法有一定的危险性和并发症，人力、物力花费较大。故换血疗法应严格掌握适应证。其适应证为：①产前已基本明确诊断，脐血胆红素＞68.4μmol/L，血红蛋白＜120g/L，伴有肝脾大、水肿或心力衰竭者；②血清胆红素迅速升高，速度＞11.97μmol/L，或已＞342μmol/L 者，对于一般情况较好的 ABO 溶血病患儿，可放宽到＞427.5μmol/L；③出现胆红素脑病症状者；④早产儿，合并缺氧、酸中毒或前一胎溶血严重者，应放宽指征；⑤对于出生后已 1 周以上，无胆红素脑病症状者，即使血清胆红素达 427.5μmol/L，也可先用其他疗法。血型选择：Rh 溶血病用 ABO 血型相同、Rh 阴性的肝素化血；ABO 溶血病用 AB 型血浆加 O 型红细胞混合后的血。

（七）预防

对于 Rh 阴性孕妇可用抗 Rh（D）免疫球蛋白（IgG）来预防 Rh 溶血病。

（1）抗 Rh（D）IgG 预防 Rh 溶血病的机制：其确切机制尚不十分清楚，目前研究认为通过以下两个方面起作用：①Rh 阳性细胞被清除。抗 Rh（D）IgG 可与进入 Rh 阴性孕妇体内的 Rh 阳性细胞结合，由单核巨噬细胞清除，不能使孕妇致敏。②免疫反应的反馈抑制。抗 Rh（D）IgG 可通过阻断封闭 Rh 阳性细胞上的抗原决定簇，使其不能刺激淋巴细胞产生抗体；抗 Rh（D）IgG 可与活化的淋巴细胞结合，抑制其抗体的产生。

（2）抗 Rh（D）IgG 预防 Rh 溶血病的适应证：①第一次分娩 Rh 阳性婴儿后，于 72 小时内应用；②若第一次预防成功，孕妇未产生抗体，则在下一次分娩 Rh 阳性婴儿时应再次预防；③流产后（不论为自然或人工流产）；④在羊膜腔穿刺后；⑤产前出血、异位妊娠、妊娠期高血压疾病；⑥由于胎儿经胎盘失血至母体亦可发生在妊娠早、中、晚期，故主张产前预防；⑦输入 Rh 阳性血后。

（3）抗 Rh（D）IgG 预防 Rh 溶血病的剂量：一般预防剂量可肌内注射抗 Rh（D）IgG 300μg，但当进入母体的胎儿血量＞25mL 时剂量可加倍。输血时抗 Rh（D）IgG 剂量可按 20μg/mL 血计算；35μg/mL 红细胞；输血小板、中性粒细胞或血浆时则注射 300μg。产前预防剂量一般亦主张用 300μg，若为流产，孕龄不满 12 周注射 50μg，超过 12 周注射 100μg。

二、红细胞酶缺陷性溶血性黄疸

新生儿溶血性黄疸的常见病因为血型不合，但在地中海沿岸、东南亚和我国南方地区，其病因常为红细胞糖代谢酶缺陷。目前已知有 10 多种不同的遗传性酶缺陷可引起溶血性贫血，并发黄疸。我国尤其是华南地区以红细胞葡萄糖-6-磷酸脱氢酶缺陷病为最常见，其次为丙酮酸激酶缺陷病。

（一）红细胞葡萄糖-6-磷酸脱氢酶缺陷病

红细胞葡萄糖-6-磷酸脱氢酶（G-6-PD）缺陷病是一种最常见的遗传代谢性疾病，为性染色体不完全显性遗传病，是新生儿黄疸的常见病因之一，病情多较重，且易引起核黄疸。本病的发病率与地理位置和种族有关，地中海沿岸、非洲、东南亚为多发地区，有色人种的发病率较高。在我国本病主要集中在广东、广西、云南及长江流域，少数民族的发病率高于汉族。

1. 发病机制

红细胞葡萄糖-6-磷酸脱氢酶缺陷病的发病机制尚不十分清楚。红细胞葡萄糖-6-磷酸脱氢酶是糖代谢磷酸戊糖途径中 6-磷酸葡萄糖转变为 6-磷酸葡萄糖酸反应中必需的脱氢酶，此反应中脱出的 H^+ 使 NADP（三磷酸吡啶核苷）还原为 NADPH（三磷酸吡啶核苷酸），NADPH 是 GSSG（氧化型谷胱甘肽）还原为 GSH（还原型谷胱甘肽）的辅酶。GSH 的主要功能是通过使红细胞内含巯基（-SH）的膜蛋白和酶蛋白免受氧化剂的损害，维持红细胞膜的完整性和正常代谢功能。当红细胞葡萄糖-6-磷酸脱氢酶缺陷时，NADPH 生成不足，GSH 减少，在无外来诱因时一般不会引起红细胞的破坏，但当发生感染、用氧化性药物、缺氧、酸中毒和大量出血等诱因时，体内氧化物积聚，生成的过氧化氢（H_2O_2）过多，不能及时被 GSH 还原，过多的 H_2O_2 氧化红细胞的膜蛋白和酶蛋白，使之灭活，红细胞膜发生变性，代谢异常，血红蛋白呈不可逆的变性，出现变性（Heinz）珠蛋白小体。这种红细胞变硬变脆，在血流中冲撞或通过单核巨噬细胞系统尤其是脾时，很快被破坏，发生溶血。

G-6-PD 缺陷病一般在诱发因素作用下发病，常见的诱因为：①感染。包括细菌、病毒、支原体等的病原体感染，其机制可能为吞噬细胞吞噬病原体后产生大量的过氧化氢所致。②药物。具有氧化作用的药物均可诱发红细胞葡萄糖-6-磷酸脱氢酶缺陷者发生溶血，如解痛退热药（阿司匹林、安替匹林、非那西丁等）、磺胺药（磺胺异噁唑、磺胺甲氧嗪、磺胺吡啶等）、抗疟药（伯氨喹、奎宁、米帕林等）、呋喃类药（呋喃唑酮、呋喃西林）、水溶性维生素 K、大剂量维生素 C、氯霉素等。③蚕豆及豆制品。母亲妊娠后期进食蚕豆可诱发 G-6-PD 缺陷的新生儿溶血。④其他：窒息缺氧、酸中毒、大量出血等。

2. 临床表现

（1）黄疸：为最常见的症状，大多数患儿出生时无黄疸，2～4 天后开始出现黄疸，少数出现在出生后 24 小时内或 2 周后，黄疸进展很快，4～5 天达高峰，持续 1～2 周，多为中、重度，以未结合胆红素为主。易发生胆红素脑病，出现嗜睡、拒乳、尖叫、抽搐等症状，甚至死亡。即使救活，大多数留下脑性瘫痪后遗症。胆红素脑病的发生率比 ABO 溶血病更高，且可在血清胆红素值较低的水平上发生。故对于 G-6-PD 缺陷性溶血性黄疸治疗上更应防止胆红素脑病的发生。

（2）贫血：G-6-PD 缺陷性溶血病引起的贫血多为轻、中度。无诱发因素的溶血较轻，可无贫血表现，且为自限性。诱发因素引起的急性溶血，贫血较明显。

（3）肝脾大：不常见，由感染或药物引起者，可出现轻度肝脾大。若肝脾明显大，应考虑是否伴有血型不合溶血病。

3. 实验室检查

（1）血象：出生后 1 周内红细胞数和血红蛋白可正常，发生急性溶血时红细胞数和血红蛋白迅速下降，网织红细胞增加，可见有核红细胞及红细胞碎片。白细胞和血小板多正常。

（2）胆红素：明显升高，血清胆红素常 $>342\mu mol/L$，以间接胆红素为主。

（3）G-6-PD 筛查、确诊试验：①高铁血红蛋白（MHb）还原试验，通过观察 NADPH 还原 MHb 的能力，间接反映 G-6-PD 的活性，是常用的筛选试验。还原率 $>75\%$ 为正常，$74\%\sim31\%$ 为杂合子，$\leqslant30\%$ 为显著缺陷（纯合子）。②高铁血红蛋白洗脱试验，利用组织化学方法观察每个红细胞中MHb 被还原的能力，间接反映 G-6-PD 的活性。原理为红细胞内血红蛋白被亚硝酸钠氧化为 MHb，G-6-PD 缺陷红细胞内的 MHb 不能还原，当加入氰化钾后形成氰化 MHb，而被过氧化氢洗脱呈不着色空影（空影红细胞）。正常人空影红细胞 $<2\%$，$20\%\sim79\%$ 为杂合子，$\geqslant80\%$ 为显著缺陷。③荧光斑点试验，NADPH 在紫外线照射下显示荧光，G-6-PD 缺乏时荧光减弱。④G-6-PD 活性测定，为确诊试验，原理为在酶促反应中单位时间内 NADPH 的生成量来反映 G-6-PD 活性。正常新生儿为

6.9 单位，G-6-PD 缺陷者活性降低。⑤变性珠蛋白小体试验，正常者＜30%的红细胞含 5 个以上的 Heinz 小体，G-6-PD 缺陷者＞40%的红细胞含有 5 个以上的 Heinz 小体。

4. 诊断

（1）家族史：有可疑或阳性 G-6-PD 缺陷病家族史，有原因不明新生儿重症黄疸或新生儿早期死亡史，多胎流产的孕母所生的新生儿。

（2）高胆红素血症：新生儿脐血或出生后血清胆红素值超过同龄的胆红素正常值者，或 3 天后血清胆红素足月儿超过 342μmol/L，早产儿超过 256.5μmol/L，或突然发生急性溶血者。

（3）筛选：采用变性珠蛋白小体试验、高铁血红蛋白还原试验、高铁血红蛋白洗脱试验、荧光斑点试验等方法。

（4）确诊：测定 G-6-PD 活性。

5. 鉴别诊断

（1）新生儿血型不合溶血病：该病黄疸出现早，严重者出生时即有贫血、水肿，周围血片中可见到小球形红细胞，可由母婴血型、Coombs 试验进行鉴别。但应注意 G-6-PD 缺陷合并新生儿血型不合溶血病，两病并存时发病时间早、病情重、黄疸持续时间长。

（2）红细胞其他酶形态、结构及血红蛋白异常的黄疸：如红细胞丙酮酸激酶缺陷病、遗传性球形红细胞增多症及遗传性椭圆形红细胞增多症等均可在新生儿期发生溶血性黄疸，但均属少见。

6. 治疗

本病为遗传性疾病，目前无法根治，只能预防诱因和对症治疗。

（1）诱因治疗：一旦确诊为 G-6-PD 缺陷病，应积极寻找诱因，并进行治疗，如控制感染、停止使用诱发高胆红素血症的药物、纠正酸中毒和缺氧。

（2）对症治疗：主要的是针对黄疸和贫血。①黄疸的治疗。G-6-PD 缺陷病引起的黄疸，血清中未结合胆红素较高，易发生核黄疸故应及早积极治疗，包括药物和光疗，必要时换血。光疗和换血的指征可适当放宽。②贫血的治疗。输血指征：外周血红细胞 1.5×10^{12}/L，或 Hb＜50g/L；持续性血红蛋白尿；病情严重，昏迷、抽搐。输血量：10mL/Kg。选择的血应为 G-6-PD 正常同型新鲜血。③维持水、电解质、酸碱平衡。④清除氧自由基，维生素 C 及 E 具有清除氧自由基的作用，前者剂量为每日 1000mg/次，后者为每日 30～35mg/kg。

7. 预防

（1）对于已确诊的新生儿应预防诱因，避免使用维生素 K、阿司匹林、安替匹林、磺胺类药物，避免接触樟脑丸等。给予苯巴比妥，每次 5mg，3 次/d，连用 5 天。

（2）对于蚕豆病高发地区，应进行群体普查，发现患者，嘱其勿吃蚕豆、豆制品及有关药物，及时防治感染。

（3）对于自身或丈夫为 G-6-PD 缺乏的孕妇应采取以下措施：①产前 28 周开始服用苯巴比妥（每晚 30～60mg）；②产时尽量防止胎儿窒息、分娩外伤，留脐血送检血型、胆红素、G-6-PD 活性；③产后观察新生儿有无黄疸和贫血，若怀疑为 G-6-PD 缺陷性溶血病，及时确诊，并进行治疗。

（二）红细胞丙酮酸激酶缺陷病

红细胞丙酮酸激酶（Pyruvate Kinase，PK）缺陷病为无氧糖酵解中最常见的遗传性酶异常疾病，为常染色体隐性遗传病，纯合子发病，杂合子可无临床症状。本病多见于北欧、日本和墨西哥，国内也已有报道。其发病率仅次于红细胞葡萄糖-6-磷酸脱氢酶缺陷病。

1. 发病机制

正常人有 3 种 PK 同工酶，分布于不同的组织细胞。PK I 存在于红细胞和肝脏，PK II 存在于肾脏，PK III 存在于白细胞、血小板、肝、肾、脑和肌肉，故红细胞 PK 缺陷不影响其他组织。其发病机制为：PK 是红细胞糖酵解途径的关键催化酶，而糖酵解是红细胞代谢所需能量 ATP（三磷酸腺苷）的主要产生途径，PK 缺陷必然导致 ATP 生成不足，红细胞代谢发生障碍。主要表现在以下 3 个方面。

（1）钠-钾泵功能下降：钠—钾泵的运转需要 ATP 提供能量，ATP 生成不足，使钠—钾泵功能下降，开始时钾的丢失超过钠的进入，于是失水，红细胞膜呈锯齿状，接着因钠离子在细胞内滞留，使细胞膨胀、脆性增加而溶血。

（2）钙泵功能下降：红细胞膜上的钙泵运转也需要 ATP 提供能量，当 ATP 缺乏，能量不足，钙泵活力降低，钙离子向细胞内转移而在膜内积聚，使细胞不易变形，僵硬而溶血。

（3）单核巨噬细胞系统吞噬和破坏网织红细胞：PK 缺陷的网织红细胞代谢所需的 ATP 是正常网织红细胞的 6～7 倍，完全依靠线粒体的氧化磷酸化作用提供 ATP，这一过程需要氧气，而脾血流的氧分压和葡萄糖含量较低，故 PK 缺陷的网织红细胞易在脾脏被单核—巨噬细胞系统破坏和吞噬。

2. 临床表现

新生儿 PK 缺陷病临床症状较重，主要表现为溶血性黄疸、贫血、肝脾大。黄疸和贫血多于出生后 24 小时内出现，严重者可发生核黄疸。

3. 实验室检查

（1）血象：多为中、重度贫血，网织红细胞增多，可见大小不等、皱缩、棘状红细胞。

（2）胆红素：升高，以间接胆红素为主。

（3）自溶试验：新鲜去纤维蛋白血在 37℃孵育 48 小时后自溶明显增加，孵育前加入葡萄糖不能纠正溶血，加入 ATP 可纠正溶血。

（4）PK 活性测定：此检查为确诊依据。正常为（15.0±1.9）μg/g 血红蛋白，低于 50% 有诊断意义。

4. 诊断

对于不明原因的溶血性黄疸，可依据下列情况诊断此病：①Coombs 试验阴性；②与感染有关，与药物无关；③正色素性巨细胞贫血，可见大小不等、皱缩、棘状红细胞；④自溶试验阳性；⑤红细胞葡萄糖-6-磷酸脱氢酶活性正常，PK 活性减低。

5. 治疗

目前尚无特殊治疗，急性溶血期治疗黄疸及贫血，口服叶酸，防治感染。年长后反复出现溶血危象者可做脾切除。近年骨髓移植已有获得成功病例的报道，为治疗提供了新方向。

三、红细胞膜异常性溶血性黄疸

红细胞膜的异常可引起溶血性贫血和黄疸，属于遗传性疾病，常见的有遗传性球形红细胞增多症，少见的有遗传性椭圆形红细胞增多症、遗传性口形红细胞增多症及婴儿固缩红细胞增多症。

（一）遗传性球形红细胞增多症

遗传性球形红细胞增多症（Hereditary Spherocytosis, HS）又称先天性溶血性贫血，其临床特点为黄疸、脾大、血液中球形红细胞增多和网织红细胞增多、红细胞脆性增加。北欧血统的人常见。

1. 发病机制

本病属常染色体显性遗传，男女均可发病，患儿几乎全为杂合子，纯合子多在胎儿期流产死亡。发病机制尚未完全明确。近年研究发现遗传性球形红细胞的主要缺陷是红细胞膜上的膜收缩蛋白的含量和功能缺陷，而膜收缩蛋白在维持红细胞膜的完整性、变形性和水电解质的平衡中起重要作用。膜收缩蛋白的含量和功能缺陷，一方面使膜蛋白激酶活性减低，膜蛋白磷酸化减弱，钠离子及水进入红细胞增多，钾离子漏出细胞外也增多，使钠及水在红细胞内潴留；另一方面可使磷脂和胆固醇因漏出而减少15%～20%，失去对膜脂质双层的支架作用，进而使膜面积减少。这两方面的作用使红细胞呈球形。同时因ATP减少，钙离子在膜上堆积，红细胞膜钙化变硬，脆性增加。当球形红细胞随血流通过脾微循环时，因此处氧分压和pH值较低，红细胞所需的ATP生成更少，使红细胞变僵硬，难以通过脾微循环，在髓窦内被破坏，发生溶血。

2. 临床表现

（1）黄疸：本病一般都有黄疸，轻重不一。黄疸出现早，重者可发生核黄疸。

（2）贫血：患儿出生后可呈现程度不等的溶血性贫血，并于出生后数周内进行性加重，持续数月。

（3）脾大：少数患儿可出现轻度脾大。

3. 实验室检查

（1）血象：呈程度不等的贫血，网织红细胞增多，为5%～20%。可见小球形红细胞，占红细胞的20%～30%。白细胞和血小板多正常。

（2）胆红素：增高，以间接胆红素为主，直接胆红素可轻度增高。

（3）红细胞渗透脆性试验：为确诊本病的主要方法。将红细胞在37℃孵育24小时后自溶明显增加，阳性率为100%。

4. 诊断

典型症状有黄疸、贫血、脾大、球形红细胞增多、网织红细胞增多、红细胞脆性增高、阳性家族史即可做出诊断。

5. 鉴别诊断

本病应与下列疾病鉴别：①自身免疫性溶血性贫血，有溶血病状、球形红细胞增多和红细胞脆性增加，但Coombs试验阳性、无家族史；药物引起的免疫性溶血性贫血也可出现小球形红细胞，红细胞脆性增高，但Coombs试验阳性、有明确用药史、停药后溶血停止。②新生儿ABO血型不合溶血病，外周血中可暂时出现球形红细胞，可由母子血型，血清中抗A、抗B或抗Rh抗体，Coombs试验阳性或弱阳性来鉴别。③红细胞酶的缺陷引起的溶血性贫血，可由红细胞有关酶活性定量测定来鉴别。

6. 治疗

新生儿期主要是治疗高胆红素血症及贫血，尤其是前者，年长后反复发生溶血危象者需考虑脾切除，是本病较为有效的方法，手术时间以 5～6 岁为宜。

（二）遗传性椭圆形红细胞增多症

遗传性椭圆形红细胞增多症是一种少见的红细胞膜缺陷溶血性贫血，属常染色体显性遗传。特点是外周血中可见椭圆形、卵圆形甚至雪茄形红细胞。

1．发病机制

患儿红细胞膜上的收缩蛋白结构异常，以二聚体代替四聚体，细胞膜的稳定性减弱，通透性增加，钠离子从红细胞内流出速度比正常快 40%～50%，红细胞变为椭圆形。这种异常红细胞经过脾脏时被破坏，溶血。

2．临床表现

根据溶血程度可分为三种类型。

（1）无溶血：无溶血表现，仅外周血椭圆形红细胞增多。

（2）轻度溶血：多不出现贫血，或轻度贫血及黄疸，网织红细胞增多，结合珠蛋白降低。

（3）重度溶血：多为纯合子，病情较重，在新生儿期发病出现明显贫血和高胆红素血症，以至需要换血治疗。

3．实验室检查

患儿外周血涂片中可见大量椭圆形、卵圆形红细胞。正常人外周血涂片中可有 15%此形细胞，故需超过 15%诊断才能成立。溶血重时可出现球形红细胞或红细胞碎片，但红细胞脆性多属正常。

4．诊断

新生儿出生后数天内出现溶血性黄疸，血涂片椭圆形红细胞增多，排除其他原因，可诊为本病。

5．治疗

黄疸较重者，降黄疸治疗。溶血严重者进行换血治疗，长大后可做脾切除。

（三）遗传性口形红细胞增多症

遗传性口形红细胞增多症是一种少见的常染色体显性遗传性溶血病，其红细胞在光镜下显示中心淡染区非圆形而呈口形裂隙，故称口形细胞。

1．发病机制

本病发病机制尚不明确。已证实与阳离子膜通透性有关，红细胞内钠离子浓度高而钾离子浓度低，钾与钠离子的比例有倒置趋势。红细胞脆性明显增加。有一种变异型口形红细胞增多症者脆性降低。口形红细胞增多也可见于谷胱甘肽缺乏症及多种获得性疾病（尤其是肝脏疾病）。

2．临床表现

临床症状相差甚大，一般患儿于出生后即出现黄疸，但到 6 个月后才出现脾增大。重者可发生胆红素脑病。正常人外周血中有少数口形红细胞（不超过 4%），如超过 10%有诊断意义。

3．治疗

针对黄疸和贫血进行治疗，严重者需输血。

四、血红蛋白异常性溶血性黄疸

血红蛋白病（Hemoglobinopathy, Hb 病）在新生儿期可因溶血导致新生儿高胆红素血症。Hb 病是一组由于血红蛋白分子结构异常或珠蛋白合成障碍而引起的遗传性疾病。血红蛋白分子结构异常称为异常血红蛋白病，珠蛋白合成障碍称为地中海贫血。

（一）地中海贫血

地中海贫血是由于珠蛋白基因缺失或缺陷，使珠蛋白链的合成受到抑制，导致血红蛋白成分组成的改变，是常染色体不完全显性遗传病。根据珠蛋白基因缺失或缺陷的不同，又分为多种类型，其中主要为 α 地中海贫血、β 地中海贫血、δ 地中海贫血和 γ 地中海贫血。前两种类型较常见，多见于地中海沿岸、东南亚国家。我国的广东、广西、四川较常见。

1. α 地中海贫血

α 地中海贫血是由于 α 珠蛋白基因的缺失或缺陷，α 肽链合成减少或受抑制，β 链和 γ 链相对过多引起的一组溶血性贫血。α 珠蛋白基因包括 $α_1$ 和 $α_2$ 两对基因，α 地中海贫血可由一个基因缺失或缺陷引起，也可由多个基因缺失或缺陷引起，故又有 4 种如下类型：

（1）静止型 α 地中海贫血：只有一个 α 珠蛋白基因缺失或缺陷，患儿出生时，血液中含有 1%～2% 的 Hb Barts，无临床症状。

（2）轻型 α 地中海贫血：有 2 个 α 珠蛋白基因缺失，出生时血液中 Hb Barts 为 3.4%～14%，6 个月时 Hb Barts 消失。临床表现为小细胞低色素性贫血，需与缺铁性贫血相鉴别。

（3）血红蛋白 H 病：有 3 个 α 珠蛋白基因缺失，α 链的合成大部分受抑制，过剩的 β 链相应地形成四聚体，即 HbH。HbH 是一种不稳定的血红蛋白，能在红细胞内沉淀，形成 H 包涵体，使红细胞膜受损，易被脾破坏，造成溶血。临床表现：出生时无明显症状，血液中含 25% 的 Hb Barts 和少量 HbH，出生后随着 γ 链合成的减少，HbH 逐渐代替 Hb Barts，约于 1 岁后出现贫血和肝脾大的症状。可根据临床表现和血红蛋白电泳进行诊断。无特殊治疗，纠正贫血和黄疸，预防感染，避免使用氧化性药物。

（4）血红蛋白 Barts 水肿综合征：4 个 α 珠蛋白基因全缺失，是 α 地贫最严重的一型。由于无 α 链，过多的 γ 链聚合成 Hb Barts（$γ_4$），Hb Barts 对氧亲和力高，将氧释放到组织的能力较差，于是胎儿在宫内缺氧，导致胎儿窘迫、心力衰竭、水肿、肝脾肿大，造成流产或死胎。由于 Hb Barts 和 HbH 不稳定，易引起溶血性贫血。活产患儿常在出生后迅速死亡。

2. β 地中海贫血

β 地中海贫血是由于 β 基因缺陷使 β 链的合成受到部分或全部抑制而引起的溶血性贫血。β 链的减少，α 链相应过剩，多余的 α 链与代偿增生的 δ 链结合成 HbA_2（$α_2δ_2$），与 γ 链结合成 HbF（$α_2γ_2$）。HbF 较 HbA 与氧的亲和力高，在组织中不易释放出氧，造成组织缺氧，引起促红细胞生成素大量分泌，刺激骨髓使红细胞增生，而引起骨骼改变。多余的 α 链沉积于红细胞内形成包涵体，使红细胞易被破坏溶血。

（1）临床表现：本病的轻、中型均不在新生儿期发病，重型（纯合子）出生时表现为轻度贫血和黄疸，为小细胞低色素性贫血。出生后 5～6 个月起贫血加重，面色苍白，肝脾大，发育不良，并伴有骨骼改变，先为掌骨，以后为长管状骨、肋骨，最后是颅骨，表现为骨髓腔增宽，骨骼变大，使头颅变大，额部隆起，颧高、鼻梁塌陷，眼距增宽，形成地中海贫血的特殊面容。

（2）诊断：根据临床表现，结合血红蛋白电泳、红细胞酸洗脱法试验等检查，即可做出诊断。

（3）治疗：主要是纠正贫血，可反复多次输血，同时给予铁螯合剂防止产生含铁血黄素沉着症，常用去铁胺，剂量为每次 20～25mg/kg，肌内注射，1 次/d，每周 5 次。每日补充维生素 C（500mg）和叶酸（5～10mg）。5～6 岁后可行脾切除。

（二）不稳定性血红蛋白病

不稳定性血红蛋白病（Unstable Haemoglobinopathies，UHb 病）是一组由 Hb 珠蛋白肽链结构异常所致的异常 Hb 病，其特征为轻、中度的溶血性贫血伴 Heinz 小体形成。发病机制为由于 Hb 结构基因突变，使其肽链中的氨基酸被置换或缺失，降低了血红素与珠蛋白的结合，使得 Hb 不稳定，易被氧化、解离，形成 Heinz 小体，胞膜通透性增加，红细胞易于被破坏，发生溶血。临床表现为轻、中度的持续性溶血性黄疸、贫血。治疗无特殊，主要是降黄疸，纠正贫血。

五、自身免疫性溶血性黄疸

自身免疫性溶血性黄疸是由自身免疫性溶血性贫血引起的，是由于体内产生与自身红细胞抗原起免疫反应的自身红细胞抗体，使红细胞破坏而引起的一种溶血性疾病。

自身抗体分为温暖型和寒冷型，前者 37℃时反应最活跃，是一种不完全抗体，属于 IgG。后者在 0℃～4℃时反应最活跃，它又分为冷凝集素和冷溶血素。前者属 IgM，能引起冷凝集素病；后者属 IgG，能引起阵发性寒冷性血红蛋白尿症。

1. 发病机制

抗红细胞抗体的产生有两种途径，一种是外来因素如病毒、细菌代谢产物或药物吸附于红细胞膜上改变了红细胞的抗原性，刺激免疫系统，产生抗红细胞抗体；另一种是免疫功能异常，免疫活性细胞失去识别自身红细胞的功能，产生自身抗体而引起溶血，如疫苗注射、代谢紊乱等。抗体与红细胞结合，通过单核—巨噬细胞系统或补体系统使红细胞破坏，发生溶血。

2. 临床表现

本病的临床表现随病因和抗体类型的不同而不同。

（1）温抗体型：新生儿多由感染引起，起病急，呈进行性的贫血、黄疸、脾大，常伴发热、皮肤黏膜出血和血红蛋白尿。

（2）冷抗体型：常继发于支原体肺炎、巨细胞病毒感染和传染性单核细胞增多症等，起病急，主要表现为不同程度的贫血、黄疸、肢端发绀和雷诺征。

3. 实验室检查

（1）血象：程度不等的贫血，网织红细胞增多。

（2）胆红素：升高，以间接胆红素为主。

（3）红细胞脆性试验：发病时增高。

（4）冷凝集素：冷抗体型冷凝集素效价增高。

（5）Coombs 试验：温抗体型直接和间接均阳性，冷抗体型直接阳性。

4. 诊断

主要根据临床表现、Coombs 试验和冷凝集素试验进行诊断，确诊后应进一步明确是原发性还是继发性。

5. 治疗

对于继发性的自身免疫性溶血，应首先治疗原发病。

（1）肾上腺皮质激素：轻、中度患儿可口服泼尼松，每日 40～60mg/m²，分 3～4 次服用，4～7 天后改为每日顿服。重度患儿给予甲泼尼龙静脉滴注，每日 40mg/m²。

（2）免疫抑制剂：用于激素治疗无效或激素维持量过高者，常用的有硫唑嘌呤和环磷酰胺，剂量为每日 2～2.5mg/kg，疗程不短于 3 个月。

（3）脾切除：适用于年长儿，对激素或免疫抑制剂无效，或不能使用者，或需大剂量激素维持者。

六、药物引起的免疫性溶血性黄疸

药物可通过 4 种途径引起溶血，出现黄疸：①药物诱发红细胞酶的缺乏；②药物诱发 Hb 异常；③药物直接破坏红细胞；④药物引起免疫性溶血。其中以免疫性溶血多见。能引起新生儿免疫性溶血的药物有很多种，包括青霉素类、磺胺类、头孢菌素类、利福平、异烟肼、对氨基水杨酸、奎宁、苯妥英钠、氯丙嗪、安乃近、氨基比林、氯氮卓（利眠宁）等。

1．发病机制

不同的药物引起的免疫溶血机制不同，分为三型。

（1）半抗原型：又称青霉素型，因血清中青霉素浓度很高时，青霉素能与红细胞结合，体内产生的抗青霉素抗体与青霉素结合，发生免疫反应，使红细胞被单核巨噬细胞识别和吞噬，造成溶血。

（2）自身免疫型：此型由药物诱发的抗体能与正常红细胞表面抗原发生反应，使红细胞被单核巨噬细胞识别和吞噬，造成溶血。发生溶血时无须药物参与。

（3）免疫复合物型：药物诱发的抗体与药物结合成免疫复合物，吸附于红细胞表面，激活补体而发生溶血。属于此型的药物有奎宁、奎尼丁、磺胺类、氯丙嗪、异烟肼、非那西丁等。

2．临床表现

药物引起的溶血性贫血临床表现与其他溶血性贫血相同，如黄疸、贫血、周围血中有核红细胞增多，也可有小球形红细胞增多、红细胞碎片增多等。特点是 Coombs 试验阳性。

3．治疗

立即停用诱发的药物，重症溶血可试用糖皮质激素，降黄疸，贫血严重者，输注盐水洗过的红细胞。

第二章　感染性疾病

第一节　细菌性肺炎

一、肺炎链球菌肺炎

肺炎链球菌肺炎是由肺炎链球菌所引起，占社区感染肺炎中的半数以上。肺段或肺叶呈急性炎性实变，患者有寒战、高热、胸痛、咳嗽和血痰等症状。世界上每年有 100 万 5 岁以下的儿童死于肺炎链球菌感染。近年来由于抗菌药物的广泛应用，临床上症状轻或不典型病变较为多见。

（一）病因

肺炎链球菌作为成人和儿童呼吸道最重要的细菌病原体已被认识一百多年。1881 年，肺炎链球菌分别由美国军队医师乔治斯滕伯格和法国化学家路易巴斯德同时首先发现，当时取名为巴斯德微球菌，由于主要引起大叶性肺炎，故又名为肺炎球菌。1926 年被命名为肺炎双球菌，因为其在革兰氏染色痰液中呈双球状。1974 年改名为肺炎链球菌，因为其在液体培养基中呈链状生长。

肺炎链球菌是人类上呼吸道寄居的正常菌群，40%的正常儿童鼻咽部携带此菌。感染是人与人之间通过空气飞沫传播。其通过多种机制紧紧黏附在鼻咽部上皮细胞，当机体抵抗力降低或大量细菌侵入时，其进入组织和血液并导致感染发生。肺炎链球菌可引起许多类型的感染，包括：急性鼻窦炎，中耳炎，脑膜炎，骨髓炎，化脓性关节炎，心内膜炎，腹膜炎，心包炎，蜂窝组织炎，脑脓肿。

在适宜的生长条件下用显微镜观察发现肺炎链球菌是革兰氏阳性球菌，直径为 $0.5 \sim 1.25 \mu m$，无芽孢，无鞭毛，大部分有明显荚膜，成对或成链状排列，属链球菌。其在血琼脂平板上生长时菌落周围产生草绿色溶菌环（α-溶菌），可产生自溶酶，24 小时后菌体自溶形成脐状菌落，如果放置一个奥普托欣药敏试纸就会在纸片周围产生一个抑菌环。另外，胆盐溶解试验也能鉴定肺炎链球菌。像其他链球菌一样，其过氧化氢和触酶是阴性。

肺炎链球菌根据细菌外壁荚膜多糖成分不同可分为 46 个血清组和 90 多个血清型，但是，只有少数的血清型引起侵袭性和非侵袭性感染。我国曾在 80 年代进行全国范围致病菌型调查，从血、脑脊液和中耳分泌物分离的菌株以 5 型最多，其次为 6、1、19、2、14、23、3 型等。2000—2004 年北京儿童医院对鼻咽部携带的肺炎链球菌进行血清分型，主要有 19 群、23 群、不能分型、6 群和 14 型。肺炎链球菌由咳嗽、打喷嚏产生的飞沫传染，或经接触遭受飞沫污染的物品传播。气候骤变时机体抵抗力降低，发病较多，冬、春季多见。

肺炎链球菌可在儿童鼻咽部定居数周到数月，携带率随年龄、居住条件（例如拥挤、室内空气污染）和呼吸道感染而有所不同，最高可达 40%。鼻咽部携带的肺炎链球菌可沿呼吸道下行进入肺组织引起肺炎，也可直接进入血液引起侵袭性感染（IPD），主要包括肺炎、菌血症和脑膜炎等，有菌血症的肺炎属于 IPD。WHO 指出肺炎链球菌肺炎和脑膜炎每年造成 80 万～100 万儿童死亡，而其中 90% 以上的死亡病例在发展中国家。在英国，IPD 发病率为 8.6/100000～11/100000，在儿童为 30/100000～51/100000。在美国蛋白结合疫苗使用前，IPD 发病率在 2 岁以下儿童高达 166.9/100000。我国估计每年有 250 万人患肺炎链球菌肺炎，并且造成 12.5 万人死亡，以 50 岁以上老人和 1 岁以下婴儿为主。

（二）发病机制

肺炎链球菌致病机制一部分取决于细菌细胞壁上的荚膜多糖和细菌表面的毒力因子，另外一部分取决于宿主对细菌各种成分的免疫反应。两部分产生 4 个关键效应：黏附、侵袭、炎症和可能存在的休克。肺炎链球菌根据荚膜多糖成分不同可分为 90 种血清型，不同血清型可以逃避以前感染或免疫接种产生的抗体免疫反应。同时肺炎链球菌可不断产生变异菌株，可躲过免疫反应。肺炎链球菌首先寄居在鼻咽部，然后下行到下呼吸道，黏附在支气管上皮细胞和肺脏上皮细胞上，借助荚膜多糖逃避肺泡巨噬细胞的吞噬、杀灭和清除，并引起细胞因子释放。另外，细菌侵入肺泡后大量繁殖，表面的毒力因子释放毒素，这些毒素主要是蛋白质和酶，包括肺炎溶菌素（Ply）、透明质酸溶解酶（Hyl）、2 种神经氨酸酶（NanA，NanB）、自溶素（LytA）、胆碱结合蛋白酶 A（CbpA）、肺炎链球菌表面抗原 A（PsaA）和肺炎链球菌表面蛋白 A（PspA）等。同时中性粒细胞等炎细胞受趋化进入肺组织，在肺部发生先天性免疫、特异性免疫和炎症反应，在病理上出现肺组织损伤和肺水肿等。细菌和毒素可进入血流，在临床上产生菌血症和脓毒血症，引起休克，甚至死亡。肺炎链球菌诱发的免疫反应属于 T 细胞非依赖性免疫反应，此免疫反应在 2 岁以下儿童中发展不完全，因此该年龄组中肺炎链球菌感染发病率是很高的。

（三）病理改变

病变以纤维素渗出为主，一般为单侧肺，以左肺下叶多见，典型病变可分为以下 4 期。

（1）充血水肿期（病变早期）：镜下见肺泡壁毛细血管充血，肺泡腔内有大量浆液、少量红细胞和中性粒细胞。肉眼可见病变肺叶肿大，呈暗红色。临床患者可有高热、咳嗽等症状。听诊时因肺泡内有渗出液而出现捻发音和湿啰音，X 线检查病变处呈淡薄而均匀的阴影。

（2）红色肝样变期（1～2 日后）：镜下可见肺泡壁毛细血管显著扩张充血，肺泡腔内充满纤维素、红细胞和少量中性粒细胞，致使肺组织实变。肉眼可见病变肺叶肿大，质实如肝，暗红色，故称红色肝样变。临床上，由于肺泡腔内的红细胞破坏、崩解，形成变性的血红蛋白而使痰呈铁锈色，病变波及胸膜可有胸痛。因病变肺叶实变，故肺部叩诊呈浊音，听诊可闻及支气管呼吸音，X 线检查可见大片致密阴影。

（3）灰色肝样变期（3～4 日后）：镜下见肺泡腔内渗出物继续增加，充满中性粒细胞和纤维素，肺泡壁毛细血管受压，肺组织呈贫血状。肉眼见病变肺叶仍肿胀，呈灰白色，质实如肝，故称灰色肝样变。临床上叩诊、听诊和 X 线检查基本同红色肝样变期。

（4）溶解消散期（经过 5～10 日）：肺泡腔内变性坏死的中性粒细胞释放出蛋白溶解酶将纤维素溶解，经淋巴管吸收，或被巨噬细胞吞噬，也可部分咳出，炎症逐渐消退。临床上，由于渗出物液化，肺部听诊可闻及湿性啰音。X 线检查病变区阴影密度逐渐减低，透亮度增加。

（四）临床表现

临床症状和体征：在年长儿童多致大叶性肺炎，学龄前儿童可致节段性肺炎，婴幼儿则引起支气管肺炎。发病多急骤，可有寒战，高热可达 40℃，咳嗽有痰，典型病例为咳铁锈色痰。近年来由于抗生素药物的广泛应用，临床上症状轻或不典型病例较为多见。胸痛，呼吸困难或急促，胸部出现三凹征，呼吸频率在 2～12 个月年龄组＞50 次/min，在 1～5 岁年龄组＞40 次/min。肺实变时叩诊呈浊音、触觉语颤增强并可闻及支气管呼吸音。消散期可闻及湿啰音。严重感染时可伴发休克、急性呼吸窘迫综合征和神经精神症状，表现为意识模糊、烦躁、嗜睡、谵妄、昏迷等。累及脑膜时有颈抵抗和病理性反射。

（五）实验室检查

（1）一般性感染指标检测：红细胞沉降率（ESR）加快，C 反应蛋白（CRP）增加，白细胞总数和中性粒细胞均升高，前降钙素（PCT）增加。

（2）病原学检查：诊断肺炎链球菌肺炎一定要有病原学依据，只要 X 线确定的肺炎提倡做血培养，最好在使用抗生素之前进行。①细菌培养：血和胸腔积液标本中可见肺炎链球菌生长，这是黄金诊断标准。合格的痰标本培养阳性也可作为诊断参考。②检测抗原：免疫学和分子生物学方法有对流免疫电泳（CIE）、乳胶凝集试验（LA）、点状酶联吸附试验（dot-ELISA）和 PCR/RT-PCR 等。

（3）特异性抗体检测：除特异性 IgG1、IgG2、IgG3 和 IgG4 外，还包括肺炎链球菌溶血素抗体等。只是在疾病恢复期做回顾性诊断。

（4）抗生素药物敏感试验：可以指导临床医生合理应用抗生素。①琼脂微量稀释法；②肉汤微量稀释法；③E-试验；④K-B 纸片扩散法。前两种方法为"黄金标准"；第 3 方法操作简便，但价格昂贵；最后一种方法价格便宜，但不能直接反映最小抑菌浓度（MIC）。

（5）血清分型：肺炎链球菌分型系统主要根据细菌荚膜多糖，已有 90 种有抗原性荚膜多糖被发现，其可引起抗体反应，并与其他肺炎链球菌荚膜多糖很少有交叉反应。丹麦血清研究所出售成套抗血清用于分型。还有一种简单血清分型试剂盒，可以检测常见的 23 种血清型/群。

（6）毒力因子检测：肺炎链球菌细胞膜主要由 3 种成分组成，荚膜、细胞壁和表面蛋白。其中表面蛋白包括脂蛋白、细胞壁蛋白和胆碱结合蛋白。细胞壁蛋白包括 5 个青霉素结合蛋白、2 个神经氨酸酶和 IgA 蛋白酶；而胆碱结合蛋白包括肺炎链球菌表面蛋白 A、3 个肺炎链球菌自溶酶和胆碱结合蛋白 A。①荚膜多糖（CPS）：最基本的毒力因子，具有抗吞噬作用，本身没有毒性。当细菌侵袭到黏膜表面时，有荚膜细菌的毒力是无荚膜细菌的 100000 倍；型特异性荚膜多糖抗体是肺炎球菌保护性抗体；②肺炎链球菌溶血素（Ply）：一个 53kDa 蛋白，可导致宿主细胞裂解和激活补体；③肺炎链球菌自溶酶（LytA）：此蛋白质激活后溶解细菌，释放其内部的物质（如肺炎链球菌溶血素）；④胆碱结合蛋白 A/肺炎链球菌表面蛋白 A（CbpA/PspA）：在肺泡上皮细胞表面与碳水化合物相互作用，并能抑制补体介导的肺炎链球菌调理作用的黏附因子；⑤肺炎链球菌表面黏附素 A（PsaA）：具有免疫原性的细胞表面蛋白，参与肺炎链球菌黏附于呼吸道表面。

（7）胸部 X 线：早期仅见肺纹理增粗或受累的肺段、肺叶稍模糊。随着病情进展，肺泡内充满炎性渗出物，表现为一个节段或全叶大片阴影均匀而致密，少数患者出现肺大疱或胸腔积液，支气管肺炎则呈现斑片状阴影。在消散期，X 线显示炎性浸润逐渐吸收，可有片状区域吸收较快，多数病例在发病 3～4 周后才完全消散。

（六）诊断

1. 临床高危因素

（1）年龄：<5 岁，>65 岁。

（2）基础病：糖尿病、镰刀状红细胞病、慢性心肺或肝脏疾病、HIV 感染、AIDS、器官移植、使用免疫抑制剂、免疫缺陷。

（3）不良嗜好：吸烟、酗酒、吸毒。

2. 临床症状和体征

突然寒战、高热、咳嗽、胸痛、咳铁锈色痰，呼吸窘迫（例如呼吸急促，咳嗽，鼻塞，呼吸音降低，三凹征等）。

3. 胸部 X 线

大叶性肺炎或多叶实变，节段性浸润或斑片状浸润，可有胸腔积液。婴幼儿肺炎球菌肺炎，往往为散在的实变和支气管肺炎。如果胸部 X 线不清楚，还可做 CT 扫描或磁共振。

4. 实验室检查

全血细胞计数，红细胞沉降率（ESR），C 反应蛋白（CRP），革兰氏染色和细菌培养，快速抗原检测，血清学检测。血培养和胸腔积液培养阳性、感染期和恢复期双份血清 4 倍以上升高对肺炎链球菌肺炎具有诊断意义。

（七）鉴别诊断

鉴别儿童肺炎的病因是非常困难的，但是根据患者的年龄可以大致判断引起感染的病原微生物的可能性。其中支原体肺炎和腺病毒肺炎在临床上经常需要与肺炎链球菌炎进行鉴别诊断。以下根据年龄组不同鉴别诊断儿童肺炎病因。

（1）出生至 20 日

常见病因：细菌，如大肠埃希菌、B 组链球菌、李斯特菌。

不常见病因：①细菌，如厌氧菌、D 组链球菌、流感嗜血杆菌、肺炎链球菌、解脲脲原体；②病毒，如巨细胞病毒、单纯疱疹病毒。

（2）3 周至 3 个月

常见病因：①细菌，如沙眼衣原体、肺炎链球菌；②病毒，如腺病毒、流感病毒、副流感病毒、呼吸道合胞病毒。

不常见病因：①细菌，如百日咳杆菌、流感嗜血杆菌、卡他莫拉菌、金黄色葡萄球菌、解脲脲原体；②病毒，如巨细胞病毒。

（3）4 个月至 5 岁

常见病因：①细菌，如肺炎衣原体、肺炎支原体、肺炎链球菌；②病毒，如腺病毒、流感病毒、副流感病毒、鼻病毒、呼吸道合胞病毒。

不常见病因：①细菌，如流感嗜血杆菌、卡他莫拉菌、结核分枝杆菌、脑膜炎球菌、金黄色葡萄球菌；②病毒，如水痘-带状疱疹病毒。

（4）5 岁至青少年

常见病因：细菌，肺炎衣原体、肺炎支原体、肺炎链球菌。

不常见病因：①细菌，如流感嗜血杆菌、军团菌、结核分枝杆菌、金黄色葡萄球菌；②病毒，如腺病毒、EB病毒、流感病毒、副流感病毒、鼻病毒、呼吸道合胞病毒、水痘-带状疱疹病毒。

（八）治疗

（1）一般治疗：室内空气流通，保持适当的室温和湿度，避免交叉感染，提供足够的营养和水分，保持呼吸道通畅。

（2）对症治疗：高热可物理降温或给予退热药；咳喘给予止咳化痰平喘药，正确给氧或雾化吸入；烦躁不安可适当给予镇静药。

（3）并发症治疗：心力衰竭，呼吸衰竭，中毒性脑病，脓胸，脓气胸，中毒性肠麻痹等。

（4）增加机体免疫力：转移因子，胸腺素，维生素E，维生素C等。

（5）抗生素治疗：许多研究表明，高活性的β-内酰胺抗生素，如青霉素、阿莫西林、广谱头孢菌素（头孢噻肟或头孢曲松）、碳青霉烯类（美洛培南，亚胺培南），均对治疗肺炎链球菌性肺炎有很好的临床活性。目前没有发现肺炎链球菌对万古霉素耐药，万古霉素应该被用于重度青霉素耐药肺炎的联合治疗中。大环内酯类已明确规定可用于联合治疗，因为欧、美国家在治疗肺炎链球菌性肺炎时发现联合应用β-内酰胺酶类和大环内酯类抗生素可明显提高治疗效果，同时可减轻肺和全身的炎症过程，还可降低死亡率。但在我国多不主张两者联合应用，因为我国儿科分离的肺炎链球菌对大环内酯类耐药很高，可达80%～90%，以erm基因介导，可同时对大环内酯类-林可霉素-链阳菌素B高度耐药。由于全球对大环内酯类耐药增加，因此不主张用于单独经验治疗。恰当的治疗取决于抗生素可靠的杀菌能力和环境中常见的耐药菌株。

青霉素敏感者首选青霉素G或阿莫西林；青霉素低度耐药者仍可首选青霉素G，但剂量要加大，也可选用第一代或第二代头孢菌素，备选头孢曲松或头孢噻肟；青霉素高度耐药或存在危险因素者首选万古霉素或利奈唑胺。青霉素G一般剂量为每次20000～50000U/kg，大剂量为每次50000～100000U/kg，静脉滴注，一日4次。头孢曲松每次50mg/kg，静脉滴注，一日1次。头孢噻肟每次50mg/kg，静脉滴注，一日3次。万古霉素每次20～40mg/kg，静脉滴注，一日2次。利奈唑胺每次10mg/kg，静脉滴注或口服，一日3次。

（九）并发症

未经适当治疗的患者可发生脓胸、肺脓肿、心肌炎、心包炎等和败血症，近2～3年脓胸明显呈逐年增多趋势。北京儿童医院2009年有45例脓胸患儿住院治疗，其中10例为耐青霉素肺炎链球菌。

（十）预防

尽管有抗生素可使用，还有23价荚膜多糖疫苗和7价蛋白结合疫苗可使用，但是肺炎链球菌感染仍可有较高的发病率和死亡率，原因之一是肺炎链球菌获得多重抗生素耐药基因，原因之二是疫苗本身存在缺点，包括售价较高、血清型特异性保护和覆盖率有限、继发非疫苗血清型感染增加等。20世纪70—80年代在临床上出现了青霉素耐药的肺炎链球菌（PRSP）。耐药主要是青霉素结合蛋白（PB-Ps）突变引起，其发生与抗生素人均消费量相关，长期低剂量青霉素使用促进耐药出现。耐药菌株能快速地在社区内和社区间传播。美国一项抗生素耐药监测结果显示45%的肺炎链球菌对青霉素耐药（中介16％，耐药29％），而对大环内酯类和磺胺类耐药分别为33％和43％，多重耐药在青霉素耐药菌株中明显高于在青霉素敏感菌株中。北京儿童医院2004年研究表明，肺炎链球菌对青霉素不敏感率为32.9％，对大环内酯类和四环素不敏感率＞90％，对磺胺不敏感率为84.3％，故儿童肺炎链球菌疫苗的研发受到高度重视。23价肺炎链球菌多糖疫苗（PPV23）（包括的血清型：1、2、3、4、5、6B、7F、8、9N、9V、10A、11A、12F、14、15B、17F、18C、19A、19F、20、22F、23F和33F）已经使用多年，2000年7价肺炎链球菌结合疫苗（PCV7）（包括的血清型：4、6B、9V、14、18C、19F和23F）在美国和欧洲上市。前者为2岁以上儿童和老年人提供23种血清型侵袭性感染的保护作用，而后者已经纳入儿童扩大免疫规划（EPI）中，对最常见的7种血清型感染提供保护作用，覆盖欧美国家中85％～90％的侵袭性感染，并且免疫作用持续时间较长，同时也保护非侵袭性感染。一个评价7价肺炎链球菌结合疫苗（PCV7）直接和间接影响侵袭性肺炎链球菌感染（IPD）的报道指出：①美国儿童接种PCV7 IPD发病率明显下降，5岁以下儿童疫苗血清型发病率由1998—1999年的80.0/100000到2002—2003年的4.6/100000，下降了94％，而所有血清型发病率下降了75％；②疫苗预防间接影响IPD传播比直接影响大2倍，例如刺激免疫和降低儿童呼吸道肺炎链球菌携带以减少细菌向成人传播；③疫苗血清型以外的血清型致病轻微增加，称为取代作用。

二、流感嗜血杆菌肺炎

流感嗜血杆菌肺炎是由流感嗜血杆菌（Hi），尤其是b型（Hib）感染引起的肺部炎症，易并发于病毒感染。临床和X线所见有时似肺炎链球菌肺炎。近十年欧美国家广泛使用疫苗预防，该病的发病率已大幅下降。但在发展中国家每年仍有200万～300万例Hib疾病发生。Hib可致儿童败血症和脑膜炎，但主要引起肺炎，通过飞沫传播引起。Hib是目前我国儿童社区获得性呼吸道感染最主要的病原菌之一，近年来的研究发现，我国Hib肺炎发生率明显增加，占社区获得性肺炎的8％～20％。小婴儿Hi肺炎后有时并发脓胸、脑膜炎和化脓性关节炎，可后遗支气管扩张症。

（一）病因

Hi俗称流感杆菌，为革兰氏阴性短小杆菌，（0.8～1.5）×（0.3～0.4）μm，两端钝圆。在培养物中呈多形性，有长杆状或丝状体。本菌无芽孢，多数有菌毛，黏液型菌株有荚膜，按荚膜多糖抗原性不同分为a，b，c，d，e，f6个血清型，其中b型（Hib）致病性最强，且最多见，其在Hi感染性疾病中占97.8％。干燥型是无荚膜的不定型。

Hi为需氧菌，培养较困难，由于该菌氧化还原酶系统不完善，生长时需要"X"和"V"两种生长辅助因子，在普通培养基上不生长。适宜的培养基为巧克力琼脂平皿。在巧克力琼脂平皿上培养，菌落微小，无色，透明似露珠，48小时后形成灰白色较大的菌落、圆形、透明。根据特殊化、菌落特点、X/V因子试验和抗血清对此菌鉴定。

Hi存在于正常人的上呼吸道中，儿童鼻咽部携带率为20％～40％，Hib的携带率为2％～5％。在不同国家和地区、季节、种族和不同年龄组，携带率有较大差异。由Hib感染引起的疾病一般只发生在人类，尤其是婴儿或5岁以下儿童。Hib能引起菌血症和脑膜炎，偶尔会引起急性会厌炎（国人少见）、蜂窝组织炎、骨髓炎和关节炎。NTHi能引起中耳炎、鼻窦炎，在婴儿和成人中也可以引起呼吸道感染，如肺炎。多项研究已证实，在发展中国家，肺炎链球菌、Hib和金黄色葡萄球菌是严重肺炎的重要致病菌。有研究结果显示，我国死于肺炎的患儿中 Hib 感染的比例为 17%，表明 Hib 是我国儿童严重细菌性肺炎的重要病原和致死原因。

（二）发病机制

Hi 入侵细胞时至少有 3 条途径：①以血小板激活因子（PAF）受体调节途径：磷酸胆碱是 LOS 黏附素上的一个结构，同时也是 PAF 的一种活性成分。PAF 为一种甘油磷酸酯，可与人体细胞上普遍存在的 PAF 受体结合，激活 G 蛋白复合体，启动细胞内的信号事件，产生大量炎症分子。②吞饮作用途径：吞饮作用途径中，Hi 先黏附、定植于宿主呼吸道的非纤毛上皮细胞表面，诱导细胞骨架重排，从而使细胞微囊毛和伪足延伸包绕细菌，将其和一些空泡吞饮至胞内。③β-葡聚糖受体途径：Hi 通过缠绕表达于单核细胞或巨噬细胞表面的 β-葡聚糖受体，激活 NF-κB，继而表达 IL-mRNA，β-葡聚糖内化将 Hi 菌包围，卷入胞内。Hi 以甘露糖受体方式进入细胞内可避开巨噬细胞内的杀菌效应而存活。

Hi 的致病力包括：①侵袭力：荚膜是细菌表面的多聚糖结构，可抵御特异性抗体与细胞壁抗原的补体结合反应的杀伤，抵制巨噬细胞的吞噬，协助细菌附着到宿主细胞上。有荚膜 Hi 在侵袭过程中更具侵袭性。细菌侵袭力与荚膜的结构有关，b 型流感嗜血杆菌含有核糖-核糖醇-磷酸的多聚结构（PRP），毒力最大。②黏附素：黏附素在失去荚膜后的侵袭过程中发挥关键作用。菌毛是一种主要黏附素，为直径 5nm、长 450 nm 的聚合螺旋蛋白结构，可黏附呼吸道黏膜，使血细胞发生凝集反应。菌毛表面具有强抗原结构，可刺激机体产生抗体。菌毛只黏附具有某些特殊受体的细胞，如支气管细胞。菌毛的表达受基因调控，当 Hi 的菌毛基因不表达时，人体免疫系统就不能产生相应的菌毛抗体将其杀灭。细菌表面的其他黏附结构，有自动转运蛋白家族的 Hap、HWM1/HWM2 蛋白和 Hia/Hsf 蛋白、D 蛋白、外膜蛋白（OMP）和脂寡糖（LOS）。③毒素：脂多糖（LPS）是革兰氏阴性菌表面的主要成分，具有黏附、抵制固有免疫功能的内毒素，也有引起人体强烈抗体反应的功能。Hi 的 LPS 缺少特异性 O 侧链，中性粒细胞释放的防御素恰好可与其结合，协助 Hi 黏附呼吸道纤毛细胞。④外膜蛋白（OMP）：OMP 在维持细菌结构，进行内、外物质交换方面起着重要作用，它也是细菌表面重要的抗原成分，参与决定宿主免疫应答的特异性。

（三）病理改变

大多数 Hi 肺炎是由 Hib 引起，可为局限分布（节段性或大叶性肺炎）也可为弥散分布（支气管肺炎）。病理上肺部可见多形核白细胞浸润的炎性区域，支气管或细支气管上皮细胞遭到破坏，间质水肿常呈出血性。

（四）临床表现

Hi 肺炎在临床上与其他细菌性肺炎较难区别，常有发热、咳嗽、胸痛、气促或呼吸困难，胸部出现三凹征，可闻及湿啰音。出现胸腔积液时叩诊呈浊音、触觉语颤减低，呼吸音减弱。累及脑膜时有颈抵抗和病理性反射。以下特点值得注意：①有时有痉挛性咳嗽，颇似百日咳，有时像毛细支气管炎；②全身症状重，中毒症状明显，可表现为高热或体温不升、甚至面色苍灰、意识模糊、烦躁、嗜睡、谵妄、昏迷等；③外周血白细胞增高明显，可达（20～70）×10⁹/L，有时伴有淋巴细胞的相对或绝对升高；④胸部 X 线片也可呈粟粒状阴影，常与肺底部融合；⑤小婴儿可并发脓胸和侵袭性感染如心包炎、败血症、脑膜炎和化脓性关节炎；⑥可后遗支气管扩张症。

（五）实验室检查

（1）细菌培养和生化鉴定：细菌培养是诊断 Hi 感染性疾病最重要的手段。肺穿刺细菌学检查是最可靠且被认为是"金标准"的检查，但却很难被医师、患儿和家属接受；咽培养结果一般不能反映下呼吸道病情；呼吸道深部痰培养，以及通过纤维支气管镜检取标本培养亦较为可靠，但有技术问题，也易引起污染。细菌性肺炎菌血症在临床上常为一过性，加之国内存在抗生素滥用和细菌培养方法上的一些问题尚待解决，血培养结果阳性率较低，国外也只有 5%～10% 的阳性结果。所分离的菌株可以用 X、V 因子进行鉴定，或用 API-NH 生化方法鉴定。

（2）抗原检测：细菌抗原检测用于小儿肺炎病原学诊断，近年来发展较快，可检测脑脊液、血、尿和胸腔积液等标本。血和尿抗原阳性虽然不能肯定病原菌来自肺部，但可表示体内有相应细菌感染。应用免疫学方法检测临床标本中荚膜多糖抗原，适用于已经给予抗生素治疗的患者，如应用对流免疫电泳或乳胶凝集法检测。另外，应用 Hi 外膜蛋白（OMP）单克隆抗体 P2～P18 可识别所有的 Hi 菌株表面蛋白，包括 NTHi。有研究认为，鉴于我国目前各大小医院门诊滥用抗生素现象相当严重，给细菌培养带来很大困难，建议取尿做抗原检测，方法简便，又不受所应用抗生素的影响，值得推广，但必须有高效价的抗血清。如能同时进行特异性抗体的检测，可明确病原学诊断。

（3）特异性基因鉴定：用编码荚膜多糖的基因 bexA 作引物，用 PCR 的方法在肺炎患者的临床标本中检测 Hib，有较高的敏感性、特异性和准确性。通过对保守区进行检测证实标本中的细菌存在，通过对特异区的检测而将不同病原菌区分开来。应用 PCR 技术可以鉴别 Hib 和非 b 型 Hi。

（4）抗体检测：往往是回顾性的，且有个体差异。血清中恢复期抗体为急性期的 3 倍或 3 倍以上，提示近期感染过 Hi。

（六）诊断

（1）临床症状和体征：一般有发热、咳嗽、胸痛、呼吸短促，胸部出现三凹征，肺部听到细湿啰音等。

（2）胸部 X 线片：胸部 X 线片可出现粟粒状阴影，或支气管肺炎改变，可有胸腔积液。如果胸部 X 线不清楚，可考虑做 CT 扫描或磁共振。

（3）实验室检查：外周血白细胞计数增高、红细胞沉降率（ESR）增快、急性相蛋白如 C 反应蛋白（CRP）、前降钙素（PCT）增高，提示有炎症反应，多为细菌感染。及早可做血液或呼吸道深部痰液细菌培养，采集血、尿或胸腔积液做抗原检测，采集血清做抗体检测，有条件者可进行特异性基因检测。血培养或胸腔积液培养阳性、感染期和恢复期双份血清抗体 3 倍以上升高、抗原检测阳性对诊断 Hi 肺炎具有重要意义。

（七）鉴别诊断

Hi 肺炎应注意与以下疾病相鉴别。

（1）肺炎链球菌肺炎：突然寒战、高热、咳嗽、胸痛、咳铁锈色痰，呼吸窘迫。胸部 X 线：大叶性肺炎或多叶实变，节段性浸润或斑片状浸润，可有胸腔积液。婴幼儿肺炎链球菌肺炎，往往为散在的实变和支气管肺炎。细菌培养：血、痰和胸腔积液等标本中可见肺炎链球菌生长。快速抗原检测阳性、感染期和恢复期双份血清抗体 3～4 倍以上升高对肺炎链球菌肺炎具有诊断意义。

（2）金黄色葡萄球菌肺炎：发病急、病情严重、进展快、全身中毒症状明显。发热多呈弛张热，但早产儿和体弱儿可无发热或仅有低热；患者面色苍白、烦躁不安；咳嗽、呻吟，呼吸浅快和发绀；可发生休克；可引起败血症和其他器官的迁徙性化脓灶，或在皮肤可找到原发化脓性感染病灶。胸部 X 线可由小片状影迅速发展，可出现肺脓肿、脓胸、脓气胸、肺大疱、皮下气肿、纵隔气肿等。外周血白细胞计数多明显增高，中性粒细胞增高伴核左移和出现中毒颗粒。血培养或呼吸道深部痰细菌培养阳性有诊断意义。

（3）气管异物：有异物吸入史，突然出现呛咳，可有肺不张和肺气肿。有时病程迁延，有继发性感染可合并肺炎。必要时需要进行支气管镜探查。

（4）肺结核：一般有结核接触史，结核菌素试验阳性，X 线示肺部有结核病灶。粟粒性肺结核可有气急和发绀，与肺炎相似，但肺部啰音不明显。

（5）百日咳：由百日咳杆菌引起，长期阵发性痉挛性咳嗽为显著特点。若无继发性感染，一般体温正常，肺部无阳性体征，或有不固定的啰音。新生儿和 6 个月以内婴儿多无痉挛性咳嗽和特殊吼声，而是阵发屏气、发绀，易惊厥、窒息而死亡。支气管肺炎是常见的并发症，多发生在痉挛性咳嗽期。还可并发百日咳脑病，患者意识障碍、惊厥，但脑脊液无变化。根据接触史和症状可做出临床诊断，而病原学诊断有待于及时做鼻咽拭子特殊细菌培养。特异性血清学检查也有助于确诊。

（八）治疗

（1）一般治疗：室内空气流通，避免交叉感染，保持室温 18℃～20℃，湿度为 60%，提供足够的营养和水分，保持呼吸道通畅。

（2）对症治疗：高热可物理降温或给予退热药；咳喘给予止咳化痰平喘药，缺氧时给氧和雾化吸入；烦躁不安可适当给予镇静药。

（3）并发症治疗：包括心力衰竭，呼吸衰竭，中毒性脑病，脓胸，脓气胸，中毒性肠麻痹等相应治疗。

（4）支持治疗：目的是增加机体抵抗力和免疫力，可根据具体情况选择转移因子、胸腺素、维生素 E、维生素 C、血浆、免疫球蛋白等。

（5）抗生素治疗：及时查明病原菌和做药物敏感试验对有效的抗生素治疗帮助很大。治疗药物主要有氨苄西林、阿莫西林/克拉维酸、新诺明、第二代和第三代头孢菌素、阿奇霉素、泰利霉素等。氨苄西林作为治疗流感嗜血杆菌感染的首选药物曾经取得了良好的疗效。1974 年首次在临床分离株中发现了产生内酰胺酶的氨苄西林耐药株，此后耐药株流行报道不断增多。近年国内研究报道，各地流感嗜血杆菌的耐药情况有一定差异，多数对环丙沙星、复方新诺明、氨苄西林和氯霉素有较高的耐药率，但对第三代头孢菌素、头孢呋辛、阿莫西林/克拉维酸敏感性仍较高。

（九）并发症

并发症在小婴儿中较常见，包括菌血症、心包炎、蜂窝织炎、脓胸、脑膜炎和关节积脓。有研究表明，15% 的低龄患儿可发生脑膜炎。当诊断 Hib 肺炎时，有指征时应做腰椎穿刺检查脑脊液。

（十）预防

预防 Hib 感染的最重要方法是对儿童进行免疫接种，患 Hib 疾病的危险在 5 岁以后急剧降低，因此，对年龄>5 岁的健康儿童一般不再接种 Hib 疫苗。有研究显示，Hib 结合疫苗除了能降低 Hib 引起的侵袭性疾病外，还能降低健康儿童中 Hib 的携带率，形成的人群免疫屏障使未接种疫苗的儿童也受到了保护。

欧美发达国家的应用证实，Hib 蛋白结合疫苗对婴幼儿是有效和安全的。由于使用了 Hib 疫苗，在美国和其他发达国家，Hib 感染已近消失。WHO 希望所有国家将 Hib 结合疫苗纳入扩大的免疫规划（EPI）中，目前全球有 80 多个国家在使用 Hib 结合疫苗。我国于 1996 年引进 Hib 疫苗，但还未纳入 EPI 中。目前应用的 Hib 结合疫苗主要有 3 种：①Hib 寡糖-CRM197 结合疫苗（HbOC）；②Hib 荚膜多糖-奈瑟脑膜炎双球菌表面蛋白结合疫苗（PRP-OMP）；③Hib 荚膜多糖-破伤风类毒素结合疫苗（PRP-T）。

接种 Hib 疫苗要根据儿童开始接种的年龄选用不同的程序：婴儿从 2～3 个月龄开始接种，间隔 1～2 个月 1 次，共 3 次，1.5 岁加强 1 次；6～12 个月龄的婴儿需注射 2 次，每次间隔 1～2 个月；1～5 岁的儿童只需注射 1 次。Hib 肺炎、脑膜炎在低龄组发病率更高，症状和并发症更严重，故应及早接种疫苗。接种 Hib 疫苗后，极少数儿童的接种部位会出现轻微红肿、疼痛或低热，一般 2～3 日内消失，只需休息或对症处理即可。婴幼儿在患急性发热性疾病或严重慢性疾病发病时，均应暂缓接种。对破伤风类毒素过敏者或曾对 Hib 疫苗过敏者应避免接种。

三、金黄色葡萄球菌肺炎

金黄色葡萄球菌肺炎（简称金葡肺炎）是金黄色葡萄球菌引起的急性肺部感染，其病情重，病死率高。多见于婴幼儿和新生儿。占社区获得性肺炎的 5% 以下；占院内获得性肺炎的 10%～30%，仅次于铜绿假单胞菌，特别是在有气管插管和机械通气和近期胸腹部手术的患者。

（一）病因和发病机制

金黄色葡萄球菌是定植在人皮肤表面的革兰氏阳性菌，存在于 25%～30% 健康人群的鼻前庭。作为条件致病菌，金葡菌可以引起广泛的感染，从轻微的皮肤感染到术后伤口感染、严重的肺炎和败血症等。金葡菌含有血浆凝固酶，它是致病性的重要标志。该酶使血浆中纤维蛋白沉积于菌体表面，阻碍机体吞噬细胞的吞噬，即使被吞噬后细菌也不易被杀死，并有利于感染性血栓形成。金葡菌常寄居于正常人的鼻前庭和皮肤等处，在寄居部位营寄生生活。经吸入或血行途径分别引起原发性支气管源性金葡菌肺炎和血源性金葡菌肺炎。支气管源性金葡菌肺炎炎症开始于支气管，向下蔓延到毛细支气管周围的腺泡形成按肺段分布的实变，4 日液化成脓肿，由于细支气管壁破坏引起活瓣作用，可发展而形成肺大疱。胸膜下小囊肿破裂则诱发脓气胸。血源性金葡菌肺炎经常由静脉系统感染性血栓或三尖瓣感染性心内膜炎赘生物脱落引起肺部感染性栓塞以后形成多发性小脓肿而致。金葡菌致病特点之一是引起化脓，造成组织坏死和脓肿。因此，无论是吸入或血行性金葡菌肺炎均可并发肺脓肿和脓胸。

青霉素应用以前，金葡菌感染死亡率超过 80%。20 世纪 40 年代初青霉素应用不久就出现了对其耐药的金葡菌，20 年后，80% 以上的金葡菌对青霉素耐药，很快随着多种抗生素的面世，出现耐甲氧西林金葡菌（MRSA）和多重耐药 MRSA。1997 年日本首先分离到中介度耐万古霉素的金葡菌（VISA），2002 年美国 CDC 报道了耐万古霉素的金葡菌（VRSA）。短短 60 年，金葡菌在强大的抗生素选择压力下迅速进化并广泛流行。自 1961 年 Jevons 首先分离到 MRSA，随后的 20 年间 MRSA 逐渐成为医院感染的主要病原菌（HA-MRSA）。20 世纪 80 年代社区相关 MRSA（CA-MRSA）感染病例开始增加，虽然是在社区获得的感染，但这些患者都存在长期使用医疗设备、慢性疾病多次接受医疗服务的情况，因此，应该界定为医疗相关 MRSA（HCA-MRSA）感染。而最近十年 CA-MRSA 在没有易感因素的健康人群出现，主要涉及儿童和年轻人，感染比例甚至超过院内感染。

金葡菌肺炎多数是社区获得肺炎，此时分离出的 MRSA 一般属 CA-MRSA。近来有研究发现，CA-MRSA 具有克隆多样性，通常携带IV型和V型 SCCmec 以及编码 Panton-Valentine 杀白细胞素（PVL）的基因，CA-MRSA 很可能是由社区获得性甲氧西林敏感金黄色葡萄球菌（CA-MSSA）菌株获得了 SCCmec 转化而来。

（二）临床表现

社区获得性金葡菌肺炎因感染途径而异，主要为吸入性和血源性。院内获得性金葡菌肺炎与气管插管或呼吸机辅助呼吸相关。多见于婴幼儿和新生儿，在出现上呼吸道感染后 1～2 日，突然寒战、高热、咳嗽，伴黏稠黄脓痰或脓血痰、呼吸困难、胸痛和发绀等。有时可有猩红热样皮疹和消化道症状和呕吐、腹泻、腹胀等明显感染中毒症状甚至休克。肺部体征出现早，有散在湿性啰音，并发脓胸或脓气胸时，呼吸音减弱或消失。感染性栓子脱落引起肺栓塞可伴胸痛和咯血。由心内膜炎引起者体检可有三尖瓣区收缩期杂音、皮肤淤点、脾大。

（三）实验室检查

周围血白细胞计数明显增高，可达（15～30）×10^9/L，中性粒细胞增加，白细胞内可见中毒颗粒。白细胞总数减低甚至＜1.0×10^9/L 提示预后严重。血沉增快，前降钙素、C 反应蛋白增高。合格痰涂片行革兰氏染色可见大量成堆的革兰氏阳性球菌和脓细胞。痰、胸腔穿刺液、支气管镜灌洗液培养，或血培养可获金黄色葡萄球菌而确诊。

（四）影像学表现

胸部 X 线片：支气管源性初期同一般支气管肺炎，迅速融合成片，一叶或多叶，发展成脓肿甚至仅需数小时。与支气管相通后，出现气液面或呈厚壁环状阴影。病程 5～10 日，由于末梢支气管堵塞可形成肺大疱。早期出现胸膜病变是金葡菌肺炎的特点，病灶侧肺野透光均匀一致减低，迅速发展多个分房形成包裹性脓气胸。严重者可见纵隔气肿、皮下积气等。经远期随访金葡菌脓胸所致的胸廓狭窄、脊柱侧弯、胸膜增厚大多能恢复正常。血源性金葡菌肺炎胸部 X 线片显示多发性肺部浸润灶，以两下肺野最为显著，经常有空洞形成。吸入或血行金葡菌肺炎均可并发脓胸。

（五）诊断

根据临床症状、体征和胸部 X 线片或 CT 扫描检查可确立肺炎诊断。当肺炎进展迅速，很快出现肺大疱、肺脓肿和脓胸，有助于诊断。积极进行各种途径的病原学检测十分重要。

（六）鉴别诊断

应与其他细菌性肺炎（如肺炎链球菌、流感嗜血杆菌以及原发性肺结核并空洞形成、干酪性肺炎）、气管异物继发性肺脓肿等相鉴别。

（七）治疗

90％的金葡菌株产 β-内酰胺酶，对甲氧西林敏感的金葡菌（MSSA）治疗首选耐青霉素酶青霉素如苯唑西林，无并发症者疗程为 2～3 周，有肺脓肿或脓胸并发症者治疗 4～6 周，继发心内膜炎者疗程为 6 周或 6 周以上。对耐甲氧西林金葡菌（MRSA）肺炎，首选糖肽类抗生素如万古霉素或去甲万古霉素治疗：前者 10mg/kg，6 小时静滴一次；或 20mg/kg，每 12 小时一次。后者剂量为 16～32mg/kg，分 2 次静滴。糖肽类抗生素存在潜在性耳肾毒性，据文献报道，万古霉素引起的肾毒性的发生率在 5%～25%，故疗程中应监测血药浓度，定期复查血肌酐、肌酐清除率，并注意平衡功能和听力监测。重症 MRSA 肺炎合并肾功损害者，应根据肾功能调整糖肽类剂量。

日本和美国已有对万古霉素敏感性下降的 MRSA（即 VISA）分离菌株的报道。利奈唑胺为噁唑酮类抗革兰氏阳性球菌的新型合成抗菌药，对耐药球菌包括 MRSA 在内有良好抗菌活性，CA-MRSA 肺炎也可选用利奈唑胺。替考拉宁对多重耐药的革兰氏阳性球菌具有显著的抗菌活性，严重不良反应罕见。其他治疗根据病情而异，止咳化痰、拍背排痰以保持呼吸道通畅、吸氧和对症支持治疗等。金葡菌肺炎应识别其潜在病因和并发症，积极治疗并发症，有脓胸并发症者应行胸腔穿刺，多数病例需胸腔闭式引流。部分需胸腔镜行胸膜剥脱。

（八）预后

并发肺脓肿、脓气胸者预后较好，经 3～6 个月可基本治愈。社区获得性致死性坏死性肺炎病情凶险，尤其是 MRSA 的 PVL 基因阳性者。

四、百日咳杆菌肺炎

百日咳是一种急性呼吸道传染病，如未及时治疗，病程可长达 2～3 个月，故称"百日咳"，在某些地区和领域也称为"顿咳""顿嗽""疫咳""鹭鸶咳""鸡咳""天哮呛"等。该病由百日咳鲍特菌引起。临床以阵发痉挛性咳嗽（痉咳）伴吸气相鸡鸣样回声为特征。本病传染性强，婴儿和重症者常并发肺炎和脑病。百日咳可通过接种疫苗预防。

（一）病原学

百日咳鲍特菌为革兰氏阴性的短小卵圆形杆菌，根据其形态、毒力的不同可分为 I～IV 四相，具有感染力的是有荚膜的 I 相菌，也只有 I 相菌适于制作百日咳菌苗。百日咳鲍特菌的抗原主要有凝集原、血凝素和毒素。百日咳毒素有 5 种，包括不耐热毒素（HLT）、气管细胞毒素（TCT）、脂多糖（CPS）内毒素、腺嘌呤环化酶毒素（ACT）和百日咳毒素（PT），其中 PT 在发病机制中起主要作用。该菌对外界的抵抗力差，离开人体后很快死亡，不能耐受干燥，加热 60℃ 15 分钟即死亡，对紫外线和常用的消毒剂也十分敏感。

副百日咳杆菌偶尔可引起典型的百日咳，支气管败血性鲍特菌也可以引起人类慢性咳嗽，是否将这两种菌列为百日咳病原，学者观点不一。考虑到经典百日咳传染性强等特点，和百日咳发病机制、临床诊断、免疫预防等研究和应用现状等因素，亦不将其作为百日咳病原。

（二）发病机制

百日咳鲍特菌进入宿主体内后，细菌产生的丝状血凝素等黏附分子作用于呼吸系统的纤毛细胞上，使细菌黏附于细胞表面。如果没有免疫抑制，细菌即可大量增殖，向下呼吸道蔓延，产生大量毒素并向局部和全身释放，可引起纤毛运动停滞，局部上皮细胞破坏。这些改变在临床上表现为轻微咳嗽等卡他症状，随着病变加重和毒素的增多，临床上表现出特征性的咳嗽。细菌持续增殖，并向下蔓延至肺泡，可导致百日咳肺炎。长期咳嗽可刺激咳嗽中枢形成持久的兴奋灶，因此，其他刺激（如检查咽部或鼻咽部、饮水和进食）也可反射性地引起咳嗽发作。

（三）流行病学

人类是百日咳鲍特菌的唯一宿主。目前认为最主要的传染源是患百日咳的年长儿和成人，与他们症状不典型和医生对此重视不够导致诊治延误有关。从潜伏期末 1~2 日，至发病后 6 周内都有传染性，以病初 1~3 周（相当于病程的卡他期和痉咳早期）为最强。病原菌主要通过患者咳嗽时产生的飞沫进行传播。自然人群对百日咳普遍易感，因从母体得不到保护性抗体，新生儿也不例外。自然感染者和免疫接种者都不能获得终生免疫力，均可能再次感染。

1974 年全球开始实施扩大免疫规划，婴儿普遍接种白百破联合疫苗（DTP），使世界范围内百日咳的发病得到了有效控制，发病率和死亡率大幅度下降。但目前全球每年仍有 50000000 百日咳病例，其中 90% 以上发生在发展中国家，300000 例患者死亡，在发展中国家婴儿的病死率可达 4%。

百日咳发病一般无季节性，流行周期为 2 年。美国等国家的监测数据显示，即使在应用百日咳疫苗期间，流行高峰仍可能周期性出现。当前各地报道的百日咳发病率变异较大，但普遍存在百日咳发病增加的迹象，尤其在青少年和成人中间，这反映了当前百日咳免疫接种，以及其他预防措施还需要进一步完善。疫苗使用前，美国百日咳病例中超过 93% 的病例为 <10 岁的儿童；而 2003 年监测结果表明，大多数病例为 ≥10 岁的青少年或成人。同时，1 岁内婴儿百日咳已经占儿童百日咳病例的一半以上。在加拿大、法国、澳大利亚和我国也观察到相似的流行病学变化。

国内百日咳流行病学情况有所不同。20 世纪 60—70 年代我国百日咳年发病率为 100~200/100000，流行周期 3~5 年。随着儿童计划免疫的实施，发病率大幅下降，逐渐降至 1/100000 以下，2006 年发病率为 0.198/100000。2004—2006 年我国百日咳疫情分析显示，全年均有发病，每年 4 月开始增多，5、6 月达高峰；2004—2006 年各年百日咳病例的年龄分布状况为 <1 岁占 14%、37%、40%，<7 岁占 83%、87%、88%，≥15 岁病例仅占 1%；70% 的病例为散居儿童；在地区分布方面，总体上呈现散发，但部分地区存在高发现象，西部地区明显高于东部地区，新疆、河北和四川 3 个省（自治区）百日咳发病率和病例数居全国前列，三地的多数病例集中在 2~3 个县市，个别县发病率可高达 40/100000。

（四）临床表现

百日咳潜伏期 2~21 日，一般为 7~14 日。百日咳的病程较长，通常持续 6~8 周，典型的临床表现可分为以下 3 期：卡他期、痉咳期、恢复期。年龄和免疫状态不同可引起患者临床表现的差异。

（1）卡他期：又称前驱期，持续 1~2 周，主要表现为上呼吸道感染征象，症状与其他病原引起的上呼吸道感染类似，包括低热、流涕、结膜充血、流泪和轻咳等。<3 个月的小婴儿此期症状不明显。

（2）痉咳期：以出现明显的阵发、痉挛性咳嗽为特点，持续 2~6 周或更长。典型咳嗽表现为成串出现（一次呼气的过程中咳嗽连续暴发），每次咳数声至数十声，接连不断的咳嗽后，伴一次急骤深长吸气，因较大量的空气急促通过痉挛的声门而发出一种特殊的（吸气相）高音调鸡鸣样回声（亦称吸气性"吼声"、鸡啼样吸气声），俗称"回勾"。痉咳反复发作，直至咯出黏稠痰或将胃内容物吐出为止。阵咳昼轻夜重，且日益严重。痉咳发作时，患儿面红唇绀、流涕流泪、舌外伸、表情紧张焦急、颈静脉怒张、躯体屈曲、大小便失禁。长时间痉咳可致面部、眼睑水肿、眼结膜下出血、鼻出血、舌系带溃疡（已出切齿的小儿）。病程长者，饮水、进食、哭闹、烟尘刺激、鼻咽部检查等刺激均易诱发痉咳。本期若无并发症，体温多正常。咳嗽发作间期，患儿精神、活动可如常。

（3）恢复期：持续 2~3 周，咳嗽发作次数减少，鸡鸣样回声消失，直至咳嗽停止。有并发症者，病程延长。

非典型百日咳发生于婴儿、已接种疫苗的儿童和成人，较少出现严重发作性咳嗽。已免疫儿童主要表现为三期症状都缩短，年长儿和成人症状无明显的阶段性，可仅表现为持续咳嗽。3岁以上的女童发作较同龄男童更严重。一般说来，年龄越小，发作时症状越重，但是，婴儿可能根本没有阵发咳嗽，发作时可能只有呼吸暂停、发绀，并常以呼吸暂停为最初表现。由于声门狭窄和痉挛，部分小婴儿咳后（或无咳嗽）可因声门完全关闭，加以黏稠分泌物的堵塞而发生窒息、发绀，脑组织缺氧可引发抽搐，称为窒息性发作。发作常于夜间发生，不利于及时抢救，以致死亡。

（五）并发症

（1）肺部疾病：患百日咳的婴儿继发细菌性肺炎危险性很大，这也是百日咳死亡的主要原因。肺炎常在痉咳期发生，百日咳肺部病变以间质性肺炎为主，继发其他细菌感染时，除发热外，尚有呼吸困难、肺部细湿啰音。百日咳时黏稠分泌物可以导致肺不张、肺气肿，剧烈咳嗽也可能导致肺泡破裂，引起气胸、纵隔和皮下气肿。有研究表明，百日咳后患支气管扩张的危险性增加。

（2）百日咳脑病：剧烈咳嗽、痉咳不止可导致脑组织缺氧、充血、水肿或出血，细菌毒素作用也在脑病的发生中起着一定作用。

（3）其他：长时间剧烈咳嗽致饮食摄入困难，可引起急性脱水和营养不良；剧烈咳嗽，腹内压增加，可引起和加重脐疝、腹股沟疝和直肠脱出等。

（六）实验室检查

1. 血常规

卡他晚期和痉咳期可见周围血象中白细胞总数增高，淋巴细胞增多，且以正常小淋巴细胞为主，与病毒感染以大的非典型淋巴细胞为主不同。严重的小婴儿病例通常具有明显的白细胞增多，总数可达（3～6）×10^9/L。已经免疫接种的病例白细胞总数和淋巴细胞往往正常。

2. 病原学检测

（1）细菌培养：百日咳鲍特菌难以培养，对培养基有一定要求，培养周期长，可能需要7～12日，培养的敏感度仅15%，并且会受到抗生素应用、免疫接种、感染过百日咳或标本采集时间过晚（咳嗽持续2周以上）的影响，假阴性率高。研究表明，鼻咽拭子优于咽拭子或鼻腔拭子，细菌检出率也高于传统的咳碟法。采集时应将鼻咽拭子在鼻咽部停留10秒再取出，应争取床旁接种。鼻咽吸取物具有更高的阳性检出率，而且标本可以分别做更多其他检测。

（2）分子生物学方法：采用聚合酶链反应（PCR）检测百日咳鲍特菌的特异基因序列，该方法较灵敏，且耗时短。PCR分析灵敏度可达94%，特异度97%。美国疾病控制与预防中心（CDC）推荐诊断百日咳时应早期进行鼻咽部标本细菌培养和PCR检测。

（3）免疫学方法：鼻咽分泌物直接荧光抗体（DFA）试验是一种快速诊断方法，尤其对于应用了抗生素的患者有诊断帮助。但本方法需要特殊仪器，而且其结果的可靠性有赖于操作人员的经验和技术。DFA敏感性低于PCR方法，这类方法也还没有标准化。另外，应用免疫学方法，如酶联免疫吸附试验（ELISA），测定急性期和恢复期标本中各种特异性抗体的水平是很敏感的实验，恢复期血清抗体比急性期呈4倍升高可诊断，该方法无助于急性期病例的诊断，但可用于流行病学调查。有研究表明，PT IgG的几何平均滴度与临床症状的严重程度相关，不论年龄，其滴度界值100U/mL用于诊断百日咳都是可靠的。而且，其滴度低于 10U/mL 具有再感染的危险。

（七）诊断和鉴别诊断

根据临床表现、实验室检查、流行病学史和免疫接种史等进行诊断。以下列出了世界卫生组织（WHO）、美国 CDC 和国内百日咳监测中使用的病例诊断分类标准。

WHO：

临床诊断：持续咳嗽≥2 周，并至少伴有下列临床表现之一：阵发性咳嗽；吸气性"吼声"；无明确其他原因的咳嗽后呕吐（咳嗽后立即呕吐）。

疑诊：无此分类。

确诊：分离出百日咳鲍特菌；PCR 方法检出特异的核酸序列；双份血清学检查，恢复期血清抗体比急性期呈 4 倍升高。

美国 CDC：

临床诊断：剧烈咳嗽 14 日，合并下列症状之一：阵发性咳嗽；咳嗽后呕吐；吸气性"吼声"；同时没有其他明显的原因或在暴发地点，剧烈咳嗽 14 日。

疑诊：患者临床表现符合临床诊断，并且具有：PCR 阴性，百日咳鲍特菌培养阴性，与实验室确诊病例（PCR 或培养）没有接触史。

确诊：临床表现符合临床诊断，并且具有下述之一：PCR 阳性；与实验室确诊病例（PCR 或培养）有接触史或剧烈咳嗽期间百日咳鲍特菌培养阳性。

中国 CDCT：

临床诊断：持续咳嗽≥2 周，并至少伴有下列临床表现之一：阵发性痉挛性咳嗽；鸡鸣样吸气"吼声"；咳嗽后呕吐，严重者有结膜下出血或舌系带溃疡；新生儿或婴幼儿有原因不明的阵发性发绀或窒息，多无典型痉咳；无其他原因可以解释者。

疑诊：持续性咳嗽≥2 周。

确诊：分离出百日咳鲍特菌；双份血清学检查，恢复期血清抗体比急性期呈 4 倍升高。

注，同时参考了国家技术监督局发布的《百日咳诊断标准及处理原则》（GB15998-1995）。

有研究者对临床诊断和确诊病例（参考美国 CDC 标准）的时间分布进行了分析，显示两条曲线具有相似的变化趋势。中国 CDC 的研究也表明，严格执行临床诊断标准可收集到较高质量的数据，供流行病学分析使用；监测制订的病例定义可供在百日咳流行水平较高且受条件限制无法开展实验室诊断的地区参考。

临床医生对百日咳的重视不够，尤其是不典型者。国外报道，百日咳在慢性咳嗽患者中占有很重要地位。

需要与百日咳进行鉴别的疾病如下。

（1）百日咳综合征：或称类百日咳综合征，仅凭临床表现难以与百日咳鉴别，患儿的年龄、预防接种史、流行病学史可能提供辅助鉴别的信息。有研究表明，百日咳综合征患者鼻咽分泌物可分离到 1、2、3、5、12 或 19 型腺病毒，但多数病例可同时检出百日咳鲍特菌。有学者认为，多数（甚至全部）百日咳综合征实际上就是百日咳，腺病毒只是合并感染。其他可引起长期咳嗽或阵发性咳嗽的病原包括副百日咳杆菌、支气管败血性鲍特菌、肺炎衣原体、肺炎支原体、呼吸道合胞病毒、人副流感病毒、流感病毒A和B、鼻病毒、人偏肺病毒等。分离和确认病原是鉴别手段。

（2）支气管淋巴结结核：肿大的淋巴结压迫支气管，或侵蚀支气管壁，可引起痉挛性咳嗽，但无鸡鸣样回声，患儿常有结核感染中毒症状，如发热、盗汗、疲倦消瘦、纳呆等。询问病史，多有结核接触史，做结核菌素试验、胸部X线检查等，可资鉴别。

（3）气管支气管异物：有异物吸入史，阵发性咳嗽突然发生，无前驱类似感冒症状，白细胞不增高，X线可见节段性肺不张，做支气管镜检查可发现异物。

（4）其他：可引起慢性咳嗽的疾病。

（八）预后

百日咳的预后与患者年龄相关，年长儿和成人预后良好，但婴儿有死亡和发生脑病的可能，婴儿病死率为1%～4%。儿科重症监护和辅助呼吸可以改善婴儿百日咳的预后，降低病死率，但遗憾的是多数死亡发生在院外。此外，长期随访研究表明，百日咳患病期间呼吸暂停和抽搐可能损伤智力。没有证据表明百日咳会导致呼吸功能受损。

（九）治疗

不论临床诊断还是疑诊患者都应该进行检查和治疗。

（1）一般治疗：疑诊或诊断百日咳时应按照呼吸道传染病进行隔离治疗。保持室内空气新鲜，保证充足的液体和营养供给，对危重患者加强护理和支持疗法，做好对症处理。应尽量减少对患儿的刺激，避免咳嗽发作。咳嗽发作剧烈、频繁者可考虑给予镇静药，如异丙嗪每次1mg/kg，或苯巴比妥等。小婴儿百日咳病例应该有专人守护，及时吸痰、吸氧等，以免发生窒息。

（2）抗生素：卡他期开始使用抗生素可以减轻病情，甚至不发生痉咳。进入痉咳期后才使用抗生素，则不能缩短百日咳的临床过程，但可以缩短排菌期和防止继发细菌感染。百日咳鲍特菌对红霉素敏感，使用效果最好，每日40～50mg/kg（最大量2g），分4次口服或静脉滴注，推荐标准疗程为14日。红霉素可能导致胃肠道副作用，也可能增加2个月龄以下婴儿患幽门狭窄的危险。新型的大环内酯类药物具有相似的治疗效果，并且副作用少，易于坚持治疗。阿奇霉素：≤5个月龄患儿（新生儿仅推荐阿奇霉素），每日10mg/kg（最大量500mg），用5日；>5个月龄者，第1日10mg/kg（最大量500mg），第2～5日5mg/kg（最大量250mg）。克拉霉素每日15mg/kg（最大量1g），分2次口服，用7日。复方新诺明（新诺明/甲氧苄啶，SMZ/TMP）可以用于对红霉素过敏的患者，每日SMZ/TMP 40/8mg/kg（最大量1600/320mg），分两次，用14日。必须注意排尿情况和肾功能。

1994年在美国亚利桑那州，从2个月龄男婴分离出第一株红霉素耐药百日咳鲍特菌，最低抑菌浓度（MIC）高于64μg/mL（通常为0.02～0.1μg/mL）。近期研究发现了红霉素MIC超过256μg/mL的菌株。北京儿童医院微生物免疫室对2000—2007年分离的20余株百日咳鲍特菌进行了抗生素敏感性检测，红霉素MIC值0.047～0.125μg/mL，未发现耐药株。

（3）并发症的治疗：合并肺炎时可给予抗生素治疗，单纯肺不张可采取体位引流、吸痰、肺部理疗等，必要时可采用纤维支气管镜排除局部分泌物。合并脑病可用复方异丙嗪或苯巴比妥抗惊厥，合并脑水肿可用20%甘露醇，每次1g/kg，静脉注射，必要时可给予地塞米松。百日咳脑病时应积极进行脱水治疗等，以免发生脑疝。

（4）中医治疗：应按照中医原则进行辨证论治。

（5）其他治疗：有研究表明，肌内注射人的高免疫血清和静滴抗百日咳免疫球蛋白有助于百日咳的治疗。红霉素和皮质激素同时应用 7 日，可减少百日咳患儿的咳嗽发作和呕吐次数，并缩短病程。但鼠类的动物实验表明，应用皮质激素增加百日咳的病死率，皮质激素还可致严重不良反应，故其应用应限于严重病例。不推荐百日咳患者常规应用抗组胺药物、激素、β-受体激动剂和免疫球蛋白。

（十）预防

对患者进行隔离治疗，切断传播途径是防止百日咳传播的关键，隔离期自发病之日起 40 日，或痉咳出现后 30 日。有阳性接触史的易感患儿隔离检疫时间为 21 日。

（1）菌苗预防接种：已用于预防接种的百日咳菌苗有两种：全细胞菌苗（wP）和无细胞菌苗，分别为 DTP 和 DTaP 的组成成分。许多资料已肯定在计划免疫中使用 wP 的有效性，但 wP 除了具有较强的免疫原性外，还有较强的反应原性，可引起局部红肿、疼痛和注射部位形成硬结等，还可引起一些全身反应，如发热、烦躁、持续性哭闹和嗜睡等，极个别人注射后 48 小时内出现休克，特别是接种后是否会引起脑病令人关注。aP 具有 1～5 种不同的百日咳鲍特菌成分，wP 与 aP 之间的大量比较研究提示，两者具有相似的免疫原性，但后者反应原性较弱，副作用较少，从而提高了人群对百日咳菌苗的接受程度。但 aP 的研制成本高，绝大多数发展中国家在经济上负担不起。我国使用的为 DPT，免疫接种程序为 3、4 和 5 个月龄时各注射 1 剂，1.5～2 岁时加强注射一次。aP 尚未纳入计划免疫中。

国内研究表明，DPT 接种率低是造成百日咳局部高发的主要因素，对疫区缺乏规范的处理措施也是重要因素。因此，提高婴幼儿计划免疫中 DPT 的接种率，并采用适当的免疫程序很重要。制订相应技术规范和建立以实验室为基础的监测系统是当前我国控制百日咳的重要措施。

（2）药物预防：主要应用对象为与百日咳患者有密切接触者，尤其是没有完成免疫接种的儿童和与易感儿童有密切接触的成人。推荐使用药物及其剂量与治疗方案相同。

五、军团菌肺炎

军团菌肺炎是由军团杆菌引起一种以肺炎为主要表现，常伴多系统损害的急性传染病。病程进展快，病死率高，易暴发流行，其中与人类关系最为密切的是嗜肺军团菌（LP）。军团菌肺炎 1976 年在美国费城首次发现并报道，我国 1983 年发现军团菌肺炎。近年来，随着对本病的研究和大量资料显示，在世界范围内，军团菌肺炎是社区获得性肺炎中最常见的非典型病原体肺炎之一，也是医院内常见的获得性肺炎。

（一）病原学和流行病学

军团菌为无菌膜、不产气、需氧革兰氏阴性杆菌，可运动。电子显微镜下的超微结构：有内外两层膜，外膜由磷脂、脂多糖和一些特异性蛋白质组成。军团菌依 DNA 同源性、抗原性、代谢的不同分为不同种，根据细菌不同的表面标志又可分为不同的血清型和亚型。迄今为止，已报道 48 个种、70 个血清型，其中 20 种已经证明对人类有致病性。90% 的军团菌感染是由嗜肺军团菌（LP）所致，已发现其有 15 个血清型，以 LP-1 血清型最常见，LP-6 次之。最近的基因水平研究表明，某些军团菌含有的巨噬细胞感染增强基因可调控 24～27kD 外膜蛋白的形成，这种蛋白可使正常人患病。

军团菌广泛分布于水生环境中，从自然界到人工管道供水系统都能分离到。军团菌对热有较强的抵抗力，许多菌株可以在 40℃～60℃ 的条件下繁殖。因此，静止的水源或沉积物浓度较高的人工管道水，如贮水池、淋浴喷头、温泉游泳池、冷却塔（空调系统）、超声雾化器械、携带水、冷热供水系统或下水道污水，如处理不当或不常使用，则为 LP 生长繁殖提供了一个理想环境，并可能传播感染人群。

军团菌生长需要特殊的营养，在一般培养基上不能生长，需要 L-半胱氨酸、铁离子和活性炭等的特殊培养基（BCYE 培养基），需氧，生长缓慢，7 日才能形成菌落。

军团菌病传染途径主要有两种：LP 随气雾和气溶胶经呼吸道吸入，以及直接吸入或饮入被污染的水。

LP 可引起暴发、散发和医院流行，其流行高峰季节在夏秋季，散发病例全年均有。据报道军团菌肺炎在欧美占社区获得性肺炎的 2%～15%，亚洲为 6.6%。我国自 1982 年南京首次报道军团菌感染病例后，各地时有暴发和散发病例的报道。1994 年首都儿科研究所对 84 例肺炎住院儿童进行回顾性分析，军团菌感染患者阳性率为 14.3%。2003 年上海地区儿童军团菌感染情况监测报道，当年 178 例疑似军团菌肺炎患者军团菌抗体阳性检出率为 10.67%，肺部感染住院的 96 位患儿军团菌抗体阳性率为 3.12%，与 10 年前相比有明显下降，城市居住环境和生活水平的迅速提高是其重要原因。国内有些地区儿童患病调查与此相近。

军团菌感染的人群特征是成人高于儿童，儿童随年龄的增长军团菌感染增加。儿童感染军团菌的危险因素包括吸烟、被动吸烟、慢性疾病和应用免疫抑制剂，另外，儿童与泥土、冷却水、塔顶水的密切接触也是危险因素。新生儿的危险因素有早产、先天性心脏病、支气管肺发育不良和接受激素治疗。

（二）发病机制和病理

军团菌为胞内寄生菌，其对人的致病性主要取决于该菌与宿主吞噬细胞的相互作用。带有 LP 的直径<5μm 颗粒气溶胶直接穿入呼吸性细支气管和肺泡而引起感染。LP 的损害作用可分为间接损害作用和直接损害作用。间接损害作用是从 LP 对肺泡巨噬细胞的作用开始的。LP 被肺泡巨噬细胞吞噬后，抑制吞噬体和溶酶体融合，并能调节人单核吞噬细胞内的 pH，以适宜其生长和繁殖。被感染细胞最后裂解释放出大量细菌，使肺泡、肺泡上皮和内皮发生急性损害，并伴有水肿液和纤维素的渗出。同时，军团菌亦可通过诱导细胞凋亡并释放自身的毒素产生损害作用。直接损害作用主要是军团菌产生的溶血素、细胞毒素和酶类等的作用。肺部感染后细菌释放的毒素、酶可逆行经支气管、淋巴管和血行播散到其他部位。少数细胞免疫低下者可发生菌血症。军团菌肺炎肺外多系统损伤主要由菌血症引起。军团菌感染时菌血症的发生率高达 40%。LP 产生的多种酶和毒素亦是患者死亡的主要原因。

军团菌肺炎的主要病理特征为广泛分布的多灶性纤维素性化脓性炎症。肺急性期病变分为两型：Ⅰ型为急性纤维素性化脓性肺炎（占 95%），以大量纤维素渗出、中性粒细胞崩解、细胞碎片和巨噬细胞为主；Ⅱ型为急性弥漫性肺泡损伤（占 5%），可见肺泡上皮增生、脱屑和透明膜形成。直接免疫荧光检查或 Dieterle 镀银染色在吞噬细胞内可见 LP。急性后期为机化性肺炎。胸膜病变为浆液性、浆液纤维素性或化脓性胸膜炎。

（三）临床表现

军团菌肺炎的潜伏期为 2～10 日，平均 7 日。为急性或亚急性发病，典型患者前驱期可有发热、乏力、肌痛、头痛、咽痛、流涕等症状，1～2 日后症状加重，体温可高达 40℃，呈弛张热型，伴有寒战、干咳，胸部刺痛，并随呼吸与咳嗽加剧，可有少量黏痰或痰中带血，一半以上的患者可有呼吸困难。双肺听诊可有干、湿性啰音，可闻胸膜摩擦音和胸腔积液体征，后期出现肺实变体征。

军团菌肺炎常出现肺外脏器损害的症状，可涉及全身各器官系统，其中以神经、消化和泌尿系统最为多见。肺外表现有时可先于肺炎或掩盖呼吸道症状。

（1）神经系统：表现为嗜睡、头痛、呕吐、抽搐、定向力障碍、意识障碍和肢体运动障碍或脑神经瘫。可有病理反射和脑膜刺激征。大多数头颅 CT 和脑脊液检查正常，偶有白细胞和蛋白轻度增高。

（2）消化系统：可以腹泻为首发症状，常伴有腹痛、恶心和呕吐，大便为糊状或水样便，无脓血和黏液。可有肝功能异常。部分患者有肝脾大。腹腔脓肿罕见。

（3）肾脏：可有镜下血尿和蛋白尿，病情严重时可发生急性肾衰竭。

（4）心血管系统：其受损突出表现是与高热不相称的相对缓脉，还可引起心内膜炎、心肌炎，并可引起低血压、休克，严重者出现弥漫性血管内凝血（DIC）。

（5）电解质紊乱：低钠血症是军团菌肺炎的常见症状，对该病的诊断和鉴别诊断有重要的提示意义。其次还可有低磷血症、低钾血症。

（6）其他：免疫系统受损时可有纤维化脓性肌炎、肌溶解、肌酶升高。皮肤改变可有多形性红斑等。

（四）实验室检查

1. 常规检查

大部分患者外周血白细胞增多，中性粒细胞增多并伴核左移，严重者可有白细胞和血小板减少。血沉增快。低血钠、低血磷多见。可有肝功能和肾功能的异常。部分患者可有蛋白尿、血尿。

2. 病原学检查

（1）细菌培养：从呼吸道分泌物中分离出军团菌是诊断的金指标。军团菌培养需特殊培养基，常接种于含铁和半胱氨酸的 M-H 琼脂、F-G 琼脂或活性酵母浸液或缓冲活性炭酵母浸液（BCYE）琼脂培养基，这些培养基价格较昂贵，使用不普遍。病原菌可从痰液、支气管吸出物、纤维支气管镜灌洗液、肺活检组织、胸腔积液或血液中发现。细菌生长缓慢，多数 1 周才能见到菌落。应用含军团菌抗体的琼脂培养基和免疫放射自显影技术或克隆杂交技术，可更好地检测和计数军团菌菌落。

（2）呼吸道分泌物涂片染色检查：军团菌革兰氏染色常不着色，为革兰氏阴性细小杆菌。Giemsa 染色可见到细胞内或外淡紫色细长细菌。

（3）直接免疫荧光检查：是一项早期诊断的方法。用于痰、支气管肺泡灌洗液、纤支镜活检标本、胸腔积液等的军团菌检测。采用荧光素标记的 LP 抗体直接与标本作用，每张涂膜发现 5 条以上染色鲜明、形态典型的细菌即可报告阳性。特异性可达 99%，敏感性不高为 50%。

（4）尿抗原测定：采用放射免疫法或酶联免疫法测定 LP-1 抗原，特异性 100%，敏感性 70%～100%。除检测尿液外，还可检测痰液、胸腔积液，以尿液阳性率高。在发病 3 日即可检验阳性，使用抗生素后，仍可获得阳性结果，并可持续数周。可作为早期快速诊断的有效方法。

（5）血清学检查：军团菌感染后，1周可检出特异性IgM，IgG在2周开始上升，1个月达高峰。目前常用也是WHO推荐的方法是间接免疫荧光法（IFA），包括双份血清测定和单份血清测定。双份血清测定为急性期和恢复期血清两次的LP抗体效价增长≥4倍，和效价≥1:128，可作为军团菌肺炎诊断依据。单份血清LP抗体效价≥1:256，提示军团菌感染。该方法敏感性70%～80%，特异性95%～99%。其缺点：不能作为早期诊断指标；与有些细菌抗原有交叉抗原反应，可出现假阳性，如铜绿假单胞菌、金葡菌、结核分枝杆菌、大肠埃希菌等，但抗体效价不高；免疫低下者抗体效价达不到规定水平。因此，目前强调检测双份血清的抗体滴度变化，以提高其特异性。

其他血清学检测方法还有试管凝集法（TAT）、间接血凝法（PHA）、微量凝集法（MAT）、酶联免疫吸附试验（ELISA）、放射免疫法（RIA）等。

（6）DNA检测：目前认为军团菌具有诊断意义的特定区域为16s和5srRNA基因，和巨噬细胞抑制强化因子。检测标本可以是痰、呼吸道分泌物、尿和血清。可使用常规PCR方法，但为提高其特异性和敏感性，现发展有套式-PCR与双重-PCR方法，特别适用于军团菌含量低的标本。另外，使用双重PCR检测气道肺泡灌洗液中军团菌，在早期诊断方面有一定的价值。有报道，在临床实践中使用军团菌特异实时PCR方法检测细菌DNA，可监测细菌接种量的变化，从而判断对治疗的反应。

（五）影像学表现

军团菌肺炎的胸部X线特征主要在于肺部病变的形态、分布以及病变的动态变化过程有别于其他类型的肺炎。肺部病变表现有多形性、多样性特征，缺乏特异性，可有斑片状、大片状阴影，条索状、网状或蜂窝状阴影，也可弥漫性肺浸润、空洞、胸腔积液、心包积液，多种病变形态共存。病变分布较为广泛，呈多叶多段分布，甚至呈弥漫性分布。肺部病变的变化与临床表现和预后往往不一致，即病灶吸收较一般肺炎缓慢，经治疗后病变1～2个月才完全吸收，少数可延至数月，残留纤维条索状或网格状、蜂窝状改变。胸腔积液较一般的结核性胸膜炎吸收迅速，胸膜肥厚亦能恢复正常。少数有空洞形成者有空洞形成快、闭合慢的特点。

（六）诊断

临床诊断军团菌肺炎使用中华医学会呼吸病分会制订的诊断标准如下。

（1）临床表现：发热、寒战、咳嗽、胸痛等呼吸道感染症状。

（2）胸部X线片具有炎性阴影。

（3）呼吸道分泌物、痰、血或胸腔积液在活性炭酵母浸液琼脂培养基（BCYE）或其他特殊培养基有军团菌生长。

（4）呼吸道分泌物直接荧光法（DFA）检查阳性。

（5）血清学检查：血间接荧光法（IFA）检查前后2次抗体滴度呈4倍或4倍以上增高，达1:128或以上；血凝集实验（TAT）检查前后2次抗体滴度呈4倍或4倍以上增高，达1:160或以上；血微量凝集实验（MAA）检查前后2次抗体滴度呈4倍或4倍以上增高，达1:64或以上。

（6）尿LP-1抗原测定阳性。

凡具有以上1、2项，同时具有3～6项中任何一项，即可诊断军团菌肺炎。对于IFA或TAT效价仅一次增高（IFA 1:256 或 TAT 1:320），同时有临床和胸部 X 线片炎症表现，可考虑为可疑军团菌肺炎。

应该强调，当肺炎患者特别是白血病、肿瘤化疗后合并骨髓抑制，或其他免疫功能低下者，出现胃、肠、肝、肾和神经系统等肺外系统异常，或伴有水、电解质改变，常见低钠、低磷血症，而应用 β-内酰胺类、氨基糖苷类治疗无效时；肺部阴影表现呈多发性、多形性、多变性，分布广泛，进展快、消散慢，X 线改变迟于临床，或与临床表现严重程度不完全相符者时，应考虑 LP 感染的可能，尽早做相关检查和治疗。

当成人诊断军团菌肺炎，出现下列情况中 2 项时，应考虑是严重的军团菌肺炎：①呼吸频率＞30 次/min；②X 线表现两肺浸润或多个肺叶浸润；③出现休克；④动脉血氧分压＜60mmHg，动脉氧饱和度＜92％。儿科尚无相应诊断标准。

（七）鉴别诊断

军团菌肺炎在临床上缺乏特异性的表现，在诊断过程中应注意鉴别诊断，而其他肺部疾病临床表现不典型，或治疗过程不顺利时，也应考虑军团菌肺炎的可能。

（1）非军团菌细菌性肺炎：常见肺炎链球菌肺炎、嗜血流感杆菌肺炎，在免疫低下或住院患者可有铜绿假单胞菌、肠杆菌属等引起的肺炎。其中肺炎链球菌肺炎病变易累及整个肺叶，咳铁锈色痰，军团菌检测阴性。而军团菌肺炎咳痰少，虽有咯血丝痰，但胸部 X 线片除侵及肺大叶外，还常伴有其他肺叶小片状浸润性病变。嗜血流感杆菌肺炎多见于婴幼儿，发病急，全身中毒症状明显，常见脓胸、肺大疱；铜绿假单胞菌、肠杆菌属等引起的肺炎常发生在使用呼吸机或免疫功能低下的患儿。虽军团菌肺炎亦多见于同样患者，但以上细菌性肺炎应用 β-内酰胺类、三代头孢类抗生素治疗有效，呼吸道分泌物、胸腔积液或血培养可培养出相应细菌，而军团菌培养阴性和军团菌相应抗原抗体检查阴性。

（2）支原体肺炎：可有散发或暴发流行，好发季节为冬春季，其临床表现与军团菌肺炎相似，可有肺外其他系统的异常，β-内酰胺类抗生素治疗无效，肺内病变吸收缓慢，支原体抗体阳性有助于鉴别诊断。但在支原体抗体阴性时，不易与军团菌肺炎相鉴别。好在两者在治疗上均以大环内酯类抗生素为首选，特别是现在临床应用此类抗生素较广泛，治疗有效时，医生不再追究其病原。但也应该注意到支原体肺炎寒战、相对缓脉少见，肺炎治疗好转后支原体抗体滴度仍不高或阴性时，应考虑军团菌肺炎，做相应检查，特别是现代城市儿童在空调环境中生活时间较多，明确地诊断在有小范围群发病时，有利于流行病学的调查。

（3）肺结核和结核性胸膜炎：其胸部 X 线片表现与军团菌肺炎伴有胸膜炎很相似。但肺结核和结核性胸膜炎多为慢性发病，部分患者可为急性发病，有高热或午后低热、盗汗、消瘦等结核中毒症状，呼吸道症状不明显，PPD 试验阳性，结核菌培养阳性可确诊。抗结核治疗有效。

（4）真菌性肺炎：多见于大量广谱抗生素治疗、消耗性疾病、使用免疫抑制剂或免疫功能低下的患者。常见念珠菌肺炎、肺曲霉菌病、隐球菌肺炎等。发病可急可缓，病程相对较长，痰液或呼吸道分泌物培养出真菌可确诊。抗真菌治疗有效。

（5）衣原体肺炎：其中肺炎衣原体肺炎和鹦鹉热衣原体肺炎与军团菌肺炎发病年龄和临床表现相似，少见胸痛、寒战、相对缓脉和溶血。治疗亦首选大环内酯类抗生素。确诊需依赖于病原学检查。

（6）病毒性肺炎：发病年龄以婴幼儿为主，多见于冬春季，常见病毒有呼吸道合胞病毒、流感病毒、副流感病毒、腺病毒等。发病前常先有上呼吸道症状，多伴有喘息，抗生素治疗无效。咽拭子病毒分离和鉴定、血清学病毒抗体检测有助于诊断。

（7）其他系统疾病：当军团菌肺炎以腹泻、中枢神经系统症状、心脏症状和血尿等为首发或主要表现时，需与其他病原引起的腹泻、病毒性脑炎、心肌炎、肾炎等病相鉴别。

（八）治疗

（1）药物治疗：首选大环内酯类抗生素。红霉素 30～50mg/（kg·d），急性期应静脉用药，疗程3周。由于红霉素的副作用较多，每日需 3～4 次给药，目前临床更多选用新一代大环内酯类抗生素，即阿奇霉素、克拉霉素、罗红霉素等，其具有更好的微生物学和药物动力学效应。口服效果优于红霉素。阿奇霉素 10mg/（kg·d），每日给药一次，疗程 3～5 日，可连续应用 2～3 个疗程。在重症、严重免疫抑制患者或单独应用红霉素、阿奇霉素治疗无效的患者，可联用利福平，一般仅 3～5 日。也有应用亚胺培南、复方新诺明和克林霉素治疗成功的病例。

成人报道单独使用氟喹诺酮类抗生素亦可有效，疗程 2～3 周。喹诺酮类药物不影响排斥反应抑制剂的疗效，故在器官移植后的军团菌患者可作为首选药；病情严重、院内感染和免疫功能缺陷的患者亦应首选喹诺酮类抗生素。红霉素治疗失败的患者此类药物仍可有较好疗效。但儿童应用此类药物受限。

（2）对症治疗和支持治疗。

（3）防治并发症：军团菌肺炎常累及多器官和系统，因此并发症的治疗尤其重要，如救治低钠血症、休克、呼吸衰竭、DIC 等，胸腔积液量较多时，可穿刺引流。急性肾衰竭，可做血液透析治疗。

（九）预后

本病如未及时治疗，死亡率为 15%。预后不良的因素：血钠≤136mEq/L；出现低血压并需要使用正性肌力药物；经药物治疗肺炎无吸收；白细胞总数偏低；延误特异性治疗和出现呼吸衰竭。近年由于对本病的认识和有效的抗生素治疗，其病死率明显下降，因此，早期、有效和足疗程治疗，预后较好。

六、铜绿假单胞菌肺炎

铜绿假单胞菌是自然界普遍存在的革兰氏阴性需氧菌，分布广泛，几乎在任何有水的环境中均可生长，包括土壤、水的表面、植物、食物等。铜绿假单胞菌无芽孢，菌体一端单毛或多毛，有动力，能产生蓝绿色水溶性色素而形成绿色脓液。通过黏附和定植于宿主细胞，局部侵入和全身扩散而感染机体。其感染途径为皮肤、消化道、呼吸道、泌尿生殖道、骨关节、各种检查等。

（一）易感因素

由于铜绿假单胞菌是人体的正常菌群之一，很少引起健康人的感染，而多发生于有基础疾病的患儿，包括严重心肺疾病、早产儿、烧伤、中性粒细胞缺乏、原发性免疫缺陷病、支气管扩张症、恶性肿瘤等。接受免疫抑制和长期（7 日以上）广谱抗生素治疗、外科手术和机械通气后的儿童患铜绿假单胞杆菌肺炎的概率增加。故铜绿假单胞菌是院内获得性感染的重要病原菌。最近的研究表明，在院内获得性肺炎中铜绿假单胞菌占 21％，是继金黄色葡萄球菌之后的第二位常见病原菌。沙特阿拉伯在 PICU 的一项研究表明，呼吸机相关性肺炎中铜绿假单胞菌感染占 56.8％。虽然铜绿假单胞菌是院内获得性感染的常见病原菌，但 1.5％～5％社区获得性肺炎是铜绿假单胞菌感染引起的。

（二）发病机制

铜绿假单胞菌的主要致病物质为铜绿假单胞菌外毒素 A（PEA）和内毒素，后者包括脂多糖和原内毒素蛋白（OEP），OEP 具有神经毒性作用。PEA 对巨噬细胞吞噬功能有抑制作用。铜绿假单胞菌肺炎的发病机制较复杂，引起感染的原因包括微生物和宿主两方面。而宿主的局部和全身免疫功能低下为主要因素。当人体细胞损伤或出现病毒感染时有利于铜绿假单胞菌的黏附。感染的严重程度依赖于细菌致病因子和宿主的反应。铜绿假单胞菌可以是定植，存在于碳水化合物的生物被膜中，偶尔有少数具有免疫刺激作用的基因表达。但也可以出现侵袭性感染，附着并损害上皮细胞，注射毒素，快速触发编程性细胞死亡和上皮细胞的完整性。上皮细胞在防御铜绿假单胞菌感染中起重要作用，中性粒细胞是清除细菌的主要吞噬细胞，肺泡巨噬细胞通过激活细胞表面受体产生细胞因子而参与宿主的炎症应答。许多细胞因子在铜绿假单胞菌感染宿主的免疫应答中起重要作用，包括 TNF-α、IL-4 和 IL-10。

由于抗生素的广泛应用可以引起铜绿假单胞菌定植，由于机械通气、肿瘤、前驱病毒感染，使患者气道受损，引起定植在气道的铜绿假单胞菌感染，出现肺炎、脓毒症甚至死亡。囊性纤维化（CF）患者存在气道上皮和黏液下腺跨膜传导调节蛋白功能缺陷，因此，CF 患者对铜绿假单胞菌易感，而且可以引起逐渐加重的肺部疾病。美国对 CF 患者的研究数据表明，58.7％患者存在铜绿假单胞菌感染。反复铜绿假单胞菌感染引起的慢性气道炎症是 CF 患者死亡的主要原因。在一项对儿童 CF 患者的纵列研究中表明，到 3 岁时 97％CF 儿童气道存在铜绿假单胞菌定植。接受免疫抑制剂治疗、中性粒细胞缺乏和 HIV 患者，由于丧失黏膜屏障、减少细菌的清除而感染。

当健康人暴露于严重污染的烟雾、水源时也可以感染，引起重症社区获得性肺炎。

（三）病理

一些动物实验的研究表明，铜绿假单胞菌感染的家兔肺部早期病理改变为出血、渗出、中性粒细胞浸润、肺小脓肿形成等急性炎症反应。随着细菌反复吸入，逐渐出现较多的慢性炎症和在慢性炎症基础上急性发作的病理改变，如细支气管纤毛倒伏、部分脱落，管腔有脓栓形成，肺泡间隔增宽，炎细胞浸润以淋巴细胞为主。当停止吸入菌液后，这种慢性炎症改变持续存在，长时间不消失。

（四）临床表现

铜绿假单胞杆菌肺炎是一种坏死性支气管肺炎。表现为寒战、中等度发热，早晨比下午高，感染中毒症状重、咳嗽、胸痛、呼吸困难和发绀；咳出大量绿色脓痰，可有咯血；脉搏与体温相对缓慢；肺部无明显大片实变的体征，有弥漫性细湿啰音和喘鸣音；如合并胸腔积液可出现病变侧肺部叩浊音，呼吸音减低或出现胸膜摩擦音；可有低血压、意识障碍、多系统损害表现，出现坏疽性深脓疱病、败血症、感染脓毒症休克、DIC。一半患者有吸入病史。

在北京儿童医院收治的铜绿假单胞菌肺炎患儿中部分是社区获得性感染，往往为败血症的一部分。部分患儿存在基础疾病。是否存在感染性休克与肺出血对预测铜绿假单胞菌感染的预后至关重要。根据北京儿童医院对 8 例社区获得性铜绿假单胞菌败血症的研究发现，5 例死亡患儿均死于感染性休克，或合并肺出血。

（五）实验室检查

多数患者白细胞轻-中度增高，但 1/3 患者白细胞可减少，并可见贫血、血小板减少和黄疸。根据北京儿童医院临床观察铜绿假单胞菌感染患儿外周血白细胞最高可达 71.9×10^9/L，最低 1.0×10^9/L，血小板最低 24×10^9/L。CRP 显著增高，大部分患儿＞100mg/L；痰或胸腔积液中可找到大量革兰氏阴性杆菌，培养阳性。部分患儿血培养阳性。

（六）影像学表现

胸部 X 线片和 CT：可见结节状浸润阴影和许多细小脓肿，后可融合成大脓肿；一侧或双侧出现，但以双侧或多叶病变为多，多伴有胸腔积液或脓胸。

Winer-Muram 等对呼吸机相关铜绿假单胞菌肺炎的影像学研究显示：83％有肺内局限性透光度降低，多为多部位或双侧弥漫性病变；89.7％有胸腔积液，其中 1/4 为脓胸；10.3％出现肺气肿；23％患者出现空洞，可单发或多发，可以是薄壁空洞或厚壁空洞，以大空洞（直径＞3cm）多见。Shah 等对铜绿假单胞菌肺炎的胸部 CT 研究显示：肺内实变见于所有患者，82％为多叶病变或上叶病变；50％为结节状病变，32％呈小叶中心芽孢状分布，18％为随机分布的大结节。31％可见毛玻璃样改变，57％为支气管周围渗出病变，46％双侧、18％单侧胸腔积液，29％为坏死病变。

（七）鉴别诊断

其他细菌性肺炎：临床和影像学表现与其他细菌性肺炎相似。但如果在高危人群中出现上述表现，应考虑到铜绿假单胞菌肺炎，确诊需要依靠痰、胸腔积液或血培养。

（八）治疗

提倡早期、及时应用敏感抗生素联合治疗，保护重要脏器功能和加强支持治疗。

美国胸科学会（ATS）于 2005 年发表的关于成人医院获得性肺炎经验性治疗指南，推荐对于有铜绿假单胞菌感染可能的患者使用：氨基糖苷类（阿米卡星、庆大霉素或妥布霉素）或氟喹诺酮类（环丙沙星或左氧氟沙星），联合以下药物中的一种：抗假单胞菌的头孢菌素（头孢吡肟或头孢他啶）或抗假单胞菌的碳青霉烯类（亚胺培南或美罗培南）或 β-内酰胺类加酶抑制剂（哌拉西林/他唑巴坦），作为经验性治疗的抗生素选择。但由于喹诺酮类和氨基糖苷类抗生素副作用严重或可以引起未成熟动物的软骨发育不良，在儿童患者中慎用或禁用。

由于铜绿假单胞菌在自然界普遍存在，具有天然和获得性耐药性，目前耐药菌株有随抗生素使用频率的增加而逐年增多的趋势，存在较严重的交叉耐药现象，因此常给治疗带来困难。有研究表明，静脉使用多黏菌素 E 治疗多重耐药铜绿假单胞菌感染效果良好（有效率 61％）。对铜绿假单胞菌无抗菌活性的罗红霉素与 β-内酰胺类药物联合治疗后疗效明显增强。阿奇霉素也可以在治疗铜绿假单胞菌生物被膜感染中对亚胺培南起到协同作用。

在成人患者中有雾化吸入妥布霉素和多黏菌素 E 预防和治疗多重耐药铜绿假单胞菌感染的研究，但缺乏儿童中安全性和有效性的研究。

对铜绿假单胞菌感染的免疫治疗越来越被重视，静脉注射丙种球蛋白可提高重症患者的治愈率。

（九）预后

本病的预后与机体的免疫状态、是否存在基础疾病、细菌的接种量、对抗生素的敏感性和是否早期使用有效抗生素治疗有关。社区获得性铜绿假单胞菌肺炎病死率相对较低，为 8%，院内获得性感染死亡率较高，铜绿假单胞菌引起的呼吸机相关肺炎的病死率高达 50%～70%。免疫缺陷患者中铜绿假单胞菌肺炎的死亡率高达 40%。

七、其他革兰氏阴性杆菌肺炎

由革兰氏阴性杆菌引起的肺炎多见于新生儿和小婴儿。近年来由于广泛使用抗生素和免疫抑制剂和医院内交叉感染，革兰氏阴性杆菌引起的肺炎有增加趋势。尽管新的抗生素不断出现，但其死亡率仍高，常见的细菌除铜绿假单胞引起的肺炎外，其他常见的还有肺炎克雷伯菌、大肠埃希菌和鲍曼不动杆菌等引起的肺炎。这些肺炎就其临床过程和肺部病变难以和其他细菌性肺炎相区别。诊断主要依靠气管吸出物、血液和胸腔积液的培养等细菌学检查而获得。凡原有肺炎见好后又见恶化或原发病迁延不愈时，应怀疑此类肺部感染。

由于不同病原菌的荚膜抗吞噬能力、内毒素以及外毒素等因素不同，其毒力和临床致病能力不尽相同，不同病原菌所引起的革兰氏阴性杆菌肺炎的临床表现和病情发展也不尽相同，治疗各异，但预防医院内革兰氏阴性杆菌交叉感染的原则措施是相同的。包括消毒隔离制度、呼吸道的严格护理、气管切开术的护理，保持呼吸器、雾化器、吸引管以及各种有关设备和药物溶液的无菌和避免污染，医务人员经常洗手防止带菌，合理应用抗生素和激素等对避免出现医院内交叉感染均十分重要。

八、肺炎克雷伯菌肺炎

肺炎克雷伯菌（KP），又称肺炎杆菌，是引起肺炎较多见的革兰氏阴性杆菌，在社区获得性和医院获得性革兰氏阴性杆菌肺炎中分别占 18%～64% 和 30%。肺炎杆菌占医院内肺炎全部病原体的 7%～11%。近年来，随着对肺炎杆菌高效抗菌药物如三代头孢菌素等药物的不断问世，以及耐药严重的铜绿假单胞菌及其他假单胞菌、不动杆菌和阴性杆菌等引起肺炎比例增加，肺炎杆菌的分离率有下降趋势，但病死率较高，为 20%～50%。

（一）发病机制

肺炎杆菌属肠杆菌科克雷伯菌属，革兰氏染色阴性，兼性厌氧，不活动，常具有荚膜，营养要求低，在普通培养基上迅速生长。肺炎杆菌属条件致病菌，据调查，2%～25% 正常人上呼吸道可有本菌定植，长期住院、慢性肺部疾病、长期应用抗生素，特别是大量应用针对革兰氏阳性球菌的药物，口咽部细菌检出率和分泌物中浓度明显增加。

肺炎杆菌感染可分为原发性和继发性两种，一般在原有肺部感染的基础上，在一定条件下发生本菌感染可认为是继发性感染。大多数社区和医院获得性肺炎杆菌肺炎是内源性感染，主要是由于吸入口咽部带菌分泌物所致；也可由于直接吸入肺炎杆菌气溶胶诱发肺炎。粪便、感染的泌尿道、口咽部等均为肺炎杆菌的重要场所和产生交叉传播的来源。医务人员的手则是这些细菌的常见传播途径，导致胃酸下降的疾病或医疗措施可使胃内细菌显著增加，胃内细菌的逆向转移，既是口咽部定植肺炎杆菌的重要来源，也是肺炎杆菌性肺炎的可能发病机制。

原发性肺炎常呈大叶性分布，也可为小叶性或两者兼有。继发性肺炎多为小叶性分布。肺炎杆菌在肺泡内生长繁殖时，有肺泡壁破坏和纤维组织增生改变，肺泡组织坏死后可引起包壁破坏和纤维组织增生改变，肺泡组织坏死后可引起肺泡壁塌陷、肺泡通气量减少；肺部较大血管腔内血栓形成、周围组织坏死、空洞、单个或多发性脓肿形成。病变累及胸膜、心包时，可引起渗出性或脓性积液，脓胸发生率占25%，经治疗后肺泡炎症消散常不完全，可引起纤维增生、残余性化脓病灶或支气管扩张、肺气肿等。

（二）临床表现

发病突然，部分患者病前可有上呼吸道感染症状。主要临床表现为寒战、发热、咳嗽、咳痰、呼吸困难等，痰液无臭，黏稠，痰量中等。由血液和黏液混合成砖红色痰被认为是肺炎杆菌的一项特征，但临床上可见于年长儿，婴幼儿少见。患者呈急性病容，常有呼吸困难，甚至发绀，严重者可有全身衰竭、休克、黄疸。多数患者伴有高热。大叶性肺炎实变期，肺部检查可有实变体征，有支气管样或支气管肺泡呼吸音。偶呈慢性肺炎临床过程。

（三）实验室检查

血白细胞和中性粒细胞增多，白细胞减少者预后差。痰培养可有肺炎杆菌生长，由于一般人群的口咽部也可有较高的肺炎杆菌携带，仅依靠一次痰培养并不能区分是肺炎致病菌或口咽部定植菌。有报道，20%～60%的血培养可分离出肺炎杆菌，较其他肺炎并发菌血症机会为多。

（四）影像学表现

胸部X线片表现呈现多样性，包括大叶实变、小叶浸润和脓肿形成。典型的大叶实变好于右上叶，双肺下叶、上叶后段亦可见到。量多而黏稠的炎性分泌物可使叶间裂呈弧形下坠，呈现突出的弧形影。在免疫功能抑制和慢性肺部疾病患者X线表现多为支气管肺炎的小叶浸润，病变可累及多个肺叶，16%～30%伴有肺脓肿形成，肺炎恢复期可出现肺总量下降，纤维化和胸膜增厚，偶见肺炎后肺气肿。

（五）诊断

长期住院儿童、有慢性肺部疾病和长期应用抗生素病史，或应用人工气道机械通气的患者，出现发热、咳嗽、呼吸困难和肺部湿啰音，血中性粒细胞增加，结合X线表现肺部炎性浸润表现时，均应考虑阴性杆菌肺炎的可能，连续两次痰分离肺炎杆菌，或定量培养分离的肺炎杆菌浓度≥10^7CFU/mL有利于诊断。

（六）鉴别诊断

其他阴性杆菌肺炎：需病原学明确鉴别。

（七）治疗

治疗包括抗感染治疗和支持治疗。

及早使用有效抗生素是治愈的关键。由于肺炎杆菌耐药率较高，应进行分离菌株的药敏试验，选择针对性药物。在取得药敏试验结果前，可经验性选择广谱头孢菌素、广谱青霉素类药物，在能够进行血药浓度监测的前提下，可应用阿米卡星等氨基糖苷类药物。对重症感染可采用β-内酰胺类抗生素与氨基糖苷类联合使用，或应用三代头孢菌素。对于多重耐药菌感染、难治性感染，除第三代头孢菌素外，也可应用亚胺培南或氨曲南等。由于近年来产 ESBLs 菌株的比例不断增加，有必要对肺炎杆菌常规开展 ESBLs 检测，对阳性菌株应根据药敏选用亚胺培南或含 β-内酰胺酶抑制剂的第三代头孢菌素、头霉素、联合阿米卡星等抗生素进行治疗，总治疗疗程 3～4 周。

（八）并发症和后遗症

部分患者可合并出现肺脓肿，可呈多房性蜂窝状，少部分肺炎患者在恢复期可出现纤维化、胸膜增厚，偶见肺炎后肺气肿，影响肺功能。

九、大肠埃希菌肺炎

大肠埃希菌肺炎，多发生于新生儿或小婴儿，常为大肠埃希菌败血症的一部分；在婴幼儿大肠埃希菌肺炎多在腺病毒肺炎后继发，或在慢性疾患如糖尿病、肾盂肾炎之后发生。

有血液患儿童化疗后出现大肠埃希菌败血症和大肠埃希菌肺炎的报道。此病预后差，死亡率可高达 50%。

大肠埃希菌肺炎的临床特点是全身症状重，脉搏增快常与发热不成比例，新生儿体温低于正常，合并出现大肠埃希菌败血症者，易见循环衰竭；X 线多呈双侧支气管肺炎、间质性肺炎，常伴有脓胸，较少伴有肺脓肿。

治疗首选头孢曲松或头孢噻肟，单用或联合应用阿米卡星，备选青霉素加酶抑制剂或亚胺培南，或头孢吡肟等。

十、鲍曼不动杆菌肺炎

鲍曼不动杆菌，广泛分布于水和土壤中，既往认为其致病力不强，是条件致病菌，但近年来鲍曼不动杆菌已经成为医院内获得性肺炎的主要致病菌，并容易在重症监护病房流行。

鲍曼不动杆菌肺炎多发生在住院时间长或病情重的患者，往往有长期应用激素、免疫抑制剂的病史，一些患者在手术、器官移植或接受介入治疗后出现机体抵抗力明显低下，同时加上长期输液、注射、抽血、插管等侵入性操作以及抗生素的广泛应用等综合因素最终造成了多重耐药鲍曼不动杆菌的感染扩散和传播。

鲍曼不动杆菌肺炎临床表现、实验室检查和胸部 X 线片等均缺乏特异性，需反复进行病原学检查明确。由于鲍曼不动杆菌极易产生耐药性，应根据患者情况、药敏结果综合考虑，选择用药。

鲍曼不动杆菌主要是由于产生了质粒或染色体编码的 β-内酰胺酶，因而对 β-内酰胺类抗生素耐药，对有酶抑制剂的药物耐药性明显下降；亚胺培南因可与多种青霉素结合蛋白结合，抑制细菌细胞壁合成，导致细菌细胞溶解和死亡，且对 β-内酰胺酶稳定，临床上鲍曼不动杆菌肺炎可选择含有酶抑制剂三代头孢，如头孢哌酮-舒巴坦，青霉素加酶抑制剂、亚胺培南等。有文献报道同时应用多黏菌素 B 以及联合细胞免疫调节药物可增加疗效。

第二节　肺部真菌病

一、概述

随着广谱抗菌药物、免疫抑制剂和抗肿瘤药物的广泛应用，各种导管的留置以及呼吸机的普及，加之对免疫缺陷病和真菌感染诊断水平的提高，临床上儿童侵袭性真菌感染的患病率呈上升趋势。肺部是侵袭性真菌感染最常见的部位，侵袭性肺部真菌感染（IPFIs）指真菌侵入气管支气管和肺组织引起的感染，不包括真菌寄生和过敏引起的肺部病变。

IPFIs 的诊断采用分级诊断模式，诊断依据由宿主（危险）因素、临床证据、微生物学证据和组织病理学 4 个部分组成，分为确诊、临床诊断和拟诊 3 个级别。

（一）诊断依据

1. 宿主和（或）环境（危险）因素

（1）基础疾病：早产儿、低出生体重儿，和先天发育异常、慢性疾病、重度营养不良等。

（2）原发性免疫缺陷病：各类原发性免疫缺陷病，尤其是联合免疫缺陷病、细胞免疫缺陷病和慢性肉芽肿病（CGD）等。

（3）继发性免疫功能低下：抗肿瘤药物导致外周血中性粒细胞减少；长期应用广谱抗菌药物、糖皮质激素以及其他免疫抑制剂；骨髓移植和器官移植后以及 HIV 感染和其他严重病毒感染等。

（4）侵入性操作：包括血管内留置导管、留置导尿管、气管插管或气管切开、机械通气、腹膜透析、血液净化和胃肠外营养等。

（5）环境危险因素：免疫功能基本正常的儿童，由于吸入大量真菌孢子，如空调污染、密切接触鸽类以及接触有真菌存在的环境等，超过机体抵抗力而发病，多见于肺隐球菌病，其次是侵袭性肺曲霉菌病。

2. 临床证据

（1）发热、咳嗽和肺部体征经抗菌药物治疗无好转或好转后再次出现发热、咳嗽和肺部体征。

（2）影像学提示肺部病变经抗菌药物治疗无好转或肺部出现新的非原发病的浸润影。

3. 微生物学证据

（1）有临床诊断意义的微生物学证据。①合格痰标本直接镜检发现菌丝，且培养连续 2 次以上分离到同种真菌；②支气管肺泡灌洗液经直接镜检发现菌丝，真菌培养阳性；③合格痰液或支气管肺泡灌洗液直接镜检或培养发现新生隐球菌；④血液标本曲霉半乳甘露聚糖抗原（GM）检测（ELISA）连续 2 次吸光度值（I）>0.8 或单次 I>1.5；⑤血液标本真菌细胞壁成分 1，3-β-D 葡聚糖抗原（G 试验）连续 2 次阳性；⑥血液或支气管肺泡灌洗液隐球菌抗原阳性。

（2）有确诊意义的微生物学证据：①肺组织真菌培养阳性；②胸腔积液真菌培养阳性；③血液真菌培养阳性（曲霉和除马尼菲青霉以外的青霉需除外污染）；④合格痰液或支气管肺泡灌洗液发现肺孢子菌包囊、滋养体或囊内小体；⑤胸腔积液和血液直接镜检发现新生隐球菌。

4. 组织病理学证据

肺组织标本进行组织病理学检查发现真菌感染的病理改变以及菌丝或孢子等真菌成分。

（二）诊断标准

确诊：宿主因素＋临床证据＋肺组织病理学和（或）有确诊意义的微生物学证据。

临床诊断：宿主因素＋临床证据＋有临床诊断意义的微生物学证据。

拟诊：宿主因素＋临床证据。

（三）治疗

（1）一般预防：包括医院感染控制技术措施和抗真菌药物预防。目前儿科公认的抗真菌药物预防适应证为粒细胞减少的血液系统患儿、造血干细胞移植以及慢性肉芽肿患儿。抗真菌药物的耐药问题已引起国内外重视，应避免滥用抗真菌药物预防真菌感染。

（2）靶向预防：在高危患者预防某种特定的真菌感染，如在血液肿瘤和 AIDS 患者应用甲氧苄啶-磺胺甲噁唑（TMP-SMZ）预防肺孢子菌肺炎。

（3）拟诊治疗：即经验性治疗，由于侵袭性真菌感染死亡率高，延误治疗则常导致死亡。为此，经验性抗真菌治疗尤为重要。高危真菌感染患儿，临床和影像学表现提示真菌感染（拟诊）时，在积极寻找病因的同时，应开始经验性抗真菌治疗。常用药物为氟康唑、伏立康唑、伊曲康唑以及卡泊芬净。

（4）临床诊断治疗：即先发治疗，患儿符合临床诊断，其抗真菌治疗已有较强的选择性用药指征，应依据真菌种类、药敏结果、病情轻重以及患儿的耐受性选择用药。

（5）确诊治疗：即靶向治疗，针对确诊患儿，应依据真菌种类、药敏结果、病情轻重以及患儿的耐受性选择用药。

（四）儿科应用抗真菌药物的种类和剂量

新的抗真菌药物，有的说明书没有明确规范儿科的用药剂量，有的还明确指出"尚无用于儿童的资料，除非用药益处大于潜在危险时，不得用于儿童"。以下所列部分药物的剂量，是儿科临床医生为挽救患儿生命，在家属签署知情同意书后，经临床实践探索的经验剂量或说明书推荐的剂量。

氟康唑：适应证为隐球菌和念珠菌感染，对曲菌感染无效。本品在 16 岁以下儿童体内的血浆半衰期与成人不同，分别是：1 日龄为 73.7 小时；1 周龄为 53.2 小时；2 周龄为 46.6 小时；3 个月至 2 岁为 21.7 小时；2～12 岁为 20.9 小时；12～16 岁为 23.5 小时。其他药代动力学参数（如生物利用度、表观分布容积等）与成人相似，故对不同年龄儿童推荐剂量如下：①>4 周的患儿：深部真菌感染：6mg/（kg·d），每日给药 1 次；严重威胁生命的感染：12mg/（kg·d），每日给药 1 次。②2～4 周的患儿：剂量同上，每 2 日给药 1 次。③<2 周的患儿：剂量同上，每 3 日给药 1 次。

伊曲康唑：适应证为曲菌、念珠菌、隐球菌和组织胞浆菌感染，对镰刀霉菌活性低，对毛霉菌无效。用法：6mg/（kg·次），前 2 日每日 2 次，以后改为每日 1 次。口服制剂每日 6～8mg/kg，分 2 次服用。

伏立康唑：适应证为曲菌、念珠菌以及镰刀霉菌感染，对接合菌无活性。2～12 岁：7mg/（kg·次），q12h，静脉给药；或第 1 日 6mg/（kg·次），q12h，静脉给药，随后 4mg/（kg·次），q12h，静脉给药。口服剂量：<40kg，100mg/次，q12h；>40kg，200mg/次，q12h。

卡泊芬净：适应证为念珠菌和曲霉感染，对隐球菌、镰刀霉菌属以及毛霉菌属无活性。儿童第 1 日 3mg/（kg·d），之后 1mg/（kg·d），必要时，可增加剂量至 2mg/（kg·d）。

两性霉素 B：适应证为曲菌、念珠菌、隐球菌和组织胞浆菌感染。儿童剂量为 0.5～1mg/（kg·d）；两性霉素 B 脂质复合物 3～5mg/（kg·d）。

抗真菌治疗的时间长短，因病情而异，患侵袭性肺部真菌病的患儿一般均在免疫功能低下的情况下发病，给药时间不宜过短，一般要 6～12 周，甚至更长，一般治疗至临床症候消失，影像学示病变基本吸收。总之，要对病情进行综合分析，要追踪观察，治疗应个体化。

二、肺念珠菌病

（一）病原体

念珠菌属于隐球酵母科念珠菌属，是侵犯人类的主要病原菌，以白色念珠菌、热带念珠菌最为常见，致病力也最强。其他少见者尚有克柔念珠菌、近平滑念珠菌、伪热念珠菌、高里念珠菌等。目前在念珠菌病中，白色念珠菌的比例减少，而非白色念珠菌有增加，这种变化在免疫功能低下者的念珠菌感染中尤其明显。除光滑念珠菌外，大多可以形成假菌丝，故又称假丝酵母菌。依照细胞壁甘露聚糖蛋白的主要抗原成分将念珠菌分为血清 A、B 两型。

（二）发病机制

念珠菌为双相真菌，有芽生酵母（假菌丝-芽伸长不分隔）和菌丝，入侵组织后转化为菌丝相后致病力增强，表现为对宿主上皮黏附和入侵。细胞壁含有甘露聚糖、β-葡聚糖/几丁质；β-葡聚糖/蛋白纤维素等，三者是念珠菌吸附和抗吞噬的毒力基础。念珠菌尚有补体受体，可结合中性粒白细胞使之失去吞噬力。

念珠菌致病性决定于以下 5 个方面。

（1）黏附：黏附于宿主上皮的能力是其在宿主中形成集落和入侵的第一步，也是致病力的标志。细胞壁的甘露聚糖等是黏附的基础。念珠菌体内的转换系统，使孢子转化为菌丝，可促进黏附。

（2）入侵：是念珠菌致病的第二步，菌丝可直接插入上皮细胞膜，待念珠菌继续生长出芽后再进一步侵入细胞质，是念珠菌产生抗药性和使感染持续或再感染的基础。

（3）激发炎症：念珠菌入侵后，激发机体的细胞、体液反应以及活化补体系统，使机体释放一系列炎症因子。

（4）念珠菌的产物抑制机体正常的免疫反应，如菌丝抑制中性粒细胞的趋化、吸附和吞噬作用。念珠菌还抑制 T 细胞对念珠菌抗原的特异免疫反应，而 B 细胞功能继发紊乱从而同时产生了多种自身抗体，如抗卵巢、抗内分泌器官等自身抗体，使机体出现某些内分泌系统功能紊乱和自身过敏症状，甘露聚糖抗原尚可降低巨噬细胞分泌炎症因子，减少抗真菌作用。

（5）念珠菌毒素、蛋白酶是促进其黏附、入侵、炎症坏死和血管通透性增强的重要物质，其他分泌物如磷酸酯酶、卵磷酸酯酶等均可加速组织的损伤。

念珠菌为人类的正常菌群之一，可在胃肠道、阴道和口腔黏膜中寄居，人体免疫力下降是念珠菌病发生的主要原因，如皮肤黏膜屏障破坏、长期使用广谱抗生素、使用免疫抑制剂、原发性免疫缺陷病和获得性免疫缺陷病、早产儿、新生儿、营养不良以及慢性消耗性疾病。

（三）病理改变

呼吸道黏膜念珠菌感染：病变表面呈天鹅绒样，由坏死组织、纤维素和大量菌丝等构成荚膜，如再向深层侵犯，可见坏死和溃疡病变。

肺部念珠菌病：念珠菌大量繁殖并侵入肺组织，对细胞产生毒性和炎症反应。急性期表现为化脓性炎症，可呈多发性脓肿，有时肉眼观察与粟粒性结核难以区别，HE 染色在脓细胞间散布有浅色酵母样菌体，PAS 染色可见薄壁的卵圆形的孢子，有假菌丝。慢性期为肉芽肿性炎症，主要是含有真菌孢子和菌丝的多核巨细胞和上皮样细胞所形成的结节。严重病例的急性播散性病变可无细胞反应，表现为出血性凝固性坏死，常有多发性灰白色微小脓肿形成，其境界清晰，中心有干酪性坏死。在病灶中以及周围可见酵母样孢子和典型念珠菌菌丝。

（四）临床表现

通常根据病变部位和病情发展，分为支气管炎型和肺炎型。

（1）支气管炎型：病变主要累及支气管及其周围组织，而未侵犯肺实质，症状较轻，主要表现咳嗽、咳痰。

（2）肺炎型：感染多来自口腔或支气管蔓延至肺泡，引起肺实质急性、亚急性或慢性炎症性病变。按感染途径分为：①原发（吸入）性念珠菌肺炎：指发生并局限于肺部的侵袭性念珠菌感染；②继发性念珠菌肺炎：指念珠菌血源性播散引起的肺部病变。临床症状取决于发病过程、宿主状态和肺炎的范围等，多呈急性肺炎或伴有脓毒症表现，有发热、咳嗽、咳痰，痰可呈黏稠胶冻样，由念珠菌菌丝和细胞碎片组成，有时带血，可伴有喘息。体征往往很少。部分患者口咽部可见鹅口疮或散在白膜，重症患者出现口唇发绀、气促，肺部闻及干湿性啰音。

（五）影像学表现

支气管炎型影像学显示肺纹理增多，增粗且模糊，可伴有肺门淋巴结肿大。

肺炎型影像学显示两肺中下野弥漫性斑点、小片状、大片状阴影，病变易于融合而成广泛实变，常累及 2 个以上肺叶，一般不侵犯肺尖，多伴有小结节病变或实变周围有结节病变，偶尔有空洞或胸腔积液。有些病变向周围发展而另一些病灶有消散现象。可伴有肺门淋巴结肿大。如为血型播散，肺内呈小结节或大小不等的融合结节或浸润，有些病例类似粟粒性肺结核。少数表现为肺间质病变。慢性病例由于肉芽肿形成，病灶可呈肿块样或呈大结节表现。

（六）实验室检查

外周血白细胞计数升高，中性粒细胞占优势，血沉（ESR）和 C 反应蛋白（CRP）升高。

（七）病原菌检查

（1）直接镜检：合格痰液或支气管肺泡灌洗液以氢氧化钾或生理盐水制片，高倍镜下可见卵圆形的出芽孢子和菌丝，有大量菌丝存在提示念珠菌为致病状态，对诊断有重大意义。如在痰液中只见酵母相，应进一步做培养鉴定。在支气管-肺泡灌洗液中有酵母样真菌时，应除外隐球菌病和组织胞浆菌病。

（2）染色镜检：将上述标本同时革兰氏染色，念珠菌菌丝和孢子均染成蓝色，但着色不均。过碘酸-雪夫染色念珠菌菌丝和孢子均染成红色。

（3）培养：血、痰液等标本进行真菌培养，可发现念珠菌。

（4）血清学检查：测定念珠菌抗原以及代谢产物确定是否有念珠菌感染。念珠菌抗原有细胞壁成分甘露聚糖、细胞质抗原成分烯醇酶等，代谢产物如 D-阿拉伯糖。

血清 1，3-β-D 葡聚糖测定（G 试验）：1，3-β-D 葡聚糖是真菌细胞壁的重要组成成分之一，占真菌胞壁成分的 50% 以上，由 D 葡聚糖聚合而成，以 β-1，3 糖苷键连接的葡萄糖残基骨架作为主链，分支状 β-1，6 糖苷键连接的葡萄糖残基作为侧链。除接合菌外，所有真菌壁上都含 1，3-β-D-葡聚糖，以酵母样真菌含量最高，而其他微生物、动物和人的细胞成分和细胞外液都不含这种成分。

1，3-β-D-葡聚糖在真菌感染中的作用，可能与内毒素在革兰氏阴性杆菌感染中的作用类似，可刺激机体产生免疫反应，并被迅速清除。当真菌进入血液或深部组织后，经吞噬细胞的吞噬、消化等处理，1，3-β-D-葡聚糖可从真菌细胞壁释放出来，从而使血液及其他体液（如尿液、脑脊液、腹腔积液、胸腔积液等）中的含量增高。当真菌含量减少时，机体免疫系统将其迅速清除，而在浅部真菌感染时则无类似现象。因此，血浆 1，3-β-D-葡聚糖升高成为侵袭性真菌感染的一个重要标志。用于检测血浆 1，3-β-D-葡聚糖水平的试验称为 G 试验。G 试验阳性提示侵袭性真菌感染，一般可在临床症状出现数日后表达阳性。该法操作简便，2 小时可出结果，有假阳性反应，造成假阳性的原因为输注白蛋白或球蛋白，血液透析，使用多糖类药物，标本接触纱布或细菌污染，外科手术后早期。

（八）诊断

肺组织活检发现念珠菌菌丝，可以确诊。因念珠菌是上呼吸道常见的正常定植菌，1 次培养阳性，必须慎重判断。合格痰液 2 次或以上培养为同一菌种，结合患儿高危因素、临床和影像学表现以及治疗反应，可作为临床诊断。若 G 实验同时阳性或镜检见到多量假菌丝和孢子，更支持临床诊断。若 G 实验阳性，痰液培养阴性，除外假阳性后，结合高危因素、临床和影像学表现以及治疗反应，可作为临床诊断。

（九）鉴别诊断

细菌性肺炎：侵袭性肺念珠菌病临床表现、外周血白细胞计数、中性粒细胞升高以及 CRP 升高，与细菌性肺炎类似，常误诊为细菌性肺炎。但侵袭性肺念珠菌病影像学表现除实变外，多合并结节病变，确诊依赖于痰液、支气管肺泡灌洗液或血液真菌检查。

肺结核：一些侵袭性肺念珠菌病患儿病程迁延，加之抗生素治疗无效，易误诊为肺结核，尤其是影像学表现有肺门、支气管旁淋巴结肿大或双肺有类似粟粒性阴影者。鉴别诊断要点：肺结核患儿可有密切结核病接触史，PPD 试验大多阳性；抗结核治疗有效；痰液、支气管肺泡灌洗液检查可发现结核分枝杆菌。

（十）治疗

（1）支气管念珠菌病：氟康唑：口服，重者静脉滴注，疗程持续至症状和体征、影像学表现消失或合格痰液标本真菌培养连续 2 次阴性。若鉴定为耐氟康唑的非白色念珠菌感染，可选用伏立康唑、伊曲康唑、两性霉素 B、棘白霉素。

（2）肺念珠菌病：单纯肺念珠菌病，病情较轻可首选氟康唑，疗程视患儿免疫功能而定，至少维持至症状和体征、影像学表现消失。如病原菌为克柔念珠菌或其他耐药菌株感染，或患儿病情重，发生血行播散者，则可改为伊曲康唑或伏立康唑、棘白霉素、两性霉素 B。

三、肺部隐球菌病

（一）病原学

1894 年 Sanfelice 首先在桃汁中分离到一种新的真菌，将其命名为新型酵母菌，直到 1950 年 Benham 最终将其命名为新生隐球菌。隐球菌属包括 17 个种和 9 个变种，是一种腐物寄生性酵母菌，广泛分布于世界各地，可以从土壤、鸽粪和水果中分离出来，也可从健康人的皮肤、黏膜和粪便中分离出来。致病菌主要是新生隐球菌和 9 个变种，其他还有浅黄隐球菌、浅白隐球菌和罗伦隐球菌等，但很少见。按血清学分类可分为 A～D 和 AD 5 个血清型，此外，尚有少量不确定型。

鸽粪被认为是最重要的传染源，干燥鸽粪飞扬形成的气溶胶颗粒直径常<2μm，易于到达肺泡。分离出本菌的动物还有马、奶牛、狗、猫、山羚羊、貂、猪、考拉、鼠等。新生隐球菌是单态真菌，以酵母形式存在，细胞多呈圆形或卵圆形，不形成菌丝和孢子，出芽生殖，致病性隐球菌具有荚膜。

（二）发病机制

感染途径可能是：①吸入空气中的孢子，此为主要的途径，隐球菌孢子到达肺部引起肺部感染，继而播至全身。初吸入的孢子沉积于肺部并没有荚膜，侵入宿主24小时后孢子获得荚膜，从而获得致病力。②创伤性皮肤接种。③摄入带菌的食物，经肠道播散至全身引起感染。新生隐球菌感染见于免疫功能抑制者，也可发生在免疫功能正常者，近年来免疫功能正常儿童发生肺部隐球菌的病例增多。

目前已知隐球菌的毒力因素包括荚膜多糖、酚氧化酶系统。荚膜的主要成分为葡萄糖醛酸-木糖-甘露聚糖，其他潜在的毒力因素还有隐球菌代谢产物甘露醇、细胞外蛋白酶等，前者在脑组织中出现可加重脑水肿，后者有溶组织作用。人体对隐球菌的免疫包括体液免疫和细胞免疫。另外，巨噬细胞、中性粒细胞、淋巴细胞、自然杀伤细胞起主要作用。

（三）病理改变

病变类型与病期早晚以及免疫状态有关。新鲜的病变有大量隐球菌和炎细胞，由于隐球菌的荚膜物质有抑制中性粒细胞渗出的作用，因此，病灶处主要是单核细胞、淋巴细胞和浆细胞，中性粒细胞很少。早期可形成胶样病灶，液化后出现囊腔，内有多量隐球菌。较陈旧的病变则表现为肉芽肿形成，有纤维组织增生，其间有大量的巨噬细胞、上皮样细胞、异物巨细胞和淋巴细胞，此时，隐球菌数量减少，且大部分被吞噬细胞吞入胞质内。免疫功能正常者常形成非干酪性肉芽肿，在巨噬细胞胞质内可见被吞噬的隐球菌；免疫功能低下者不易见到肉芽肿，但肺泡腔中充满隐球菌孢子，炎性细胞、坏死和空洞少见。

（四）临床表现

（1）无症状型：仅在X线检查时偶然发现，见于免疫功能健全者。儿童极少见。

（2）慢性型：发病隐匿，症状类似肺结核，包括咳嗽、胸痛、咳痰、血丝痰，常伴有低热、乏力、体重下降，很少有阳性体征。

（3）急性型：表现为急性肺炎，有高热、呼吸困难，痰中可有大量菌体，可迅速进展导致呼吸衰竭。体检可有干、湿啰音。多见于AIDS和其他原因所致严重免疫抑制患者。

（4）肺外隐球菌病表现：肺部隐球菌病若未控制，可经血行播散至全身，导致隐球菌脑膜炎或其他器官感染，称为播散性隐球菌病。儿童肺隐球菌病多与其他部位的隐菌病同时发生，有时当其他器官发生隐球菌病时，肺部病变已消散。

隐球菌侵犯中枢神经系统最常见，症状也最重，临床可分为4个类型：脑膜炎型、脑膜脑炎型、肉芽肿型和囊肿型，其中以脑膜炎最常见。

此外，尚有皮肤黏膜隐球菌病、骨隐球菌病。近年来发现隐球菌可侵犯肝脾和腹腔淋巴结，发生腹腔隐球菌病，引起肝脾和腹腔淋巴结肿大。淋巴结可坏死融合，形成腹腔包块，坏死的淋巴结可发生钙化，与结核病极类似。

（五）影像学表现

文献报道，肺隐球菌感染可以引起：①胸膜下纤维结节，通常直径＜1cm；②隐球菌结节或大的肉芽肿，直径可达6cm或更大，常呈凝胶状，有时形成中心性坏死和空洞；③浸润阴影：表现为支气管周围和肺实质浸润阴影，常伴纵隔或肺门淋巴结肿大，与肺结核相似；可伴有肺内以及胸膜下结节。④两肺粟粒性播散。所有类型中钙化和干酪性坏死罕见，可有空洞形成。以上表现可混合存在。

根据以往收治的儿童肺隐球菌病的影像学表现，总结如下：①免疫功能低下儿童，多见斑片状或大片状实变，单侧或多侧，与其他病原体肺炎难以区别。②免疫功能正常的儿童，多见结节状阴影，单发或多发，常位于胸膜下，大小不一，可伴有肺门淋巴结肿大。③气管、支气管旁淋巴结肿大者也可见。④弥漫性粟粒状阴影见于发生血行播散合并脑膜炎或腹腔隐球菌病者。

（六）实验室检查

外周血白细胞计数升高，中性粒细胞占优势，血沉（ESR）和C反应蛋白（CRP）升高。部分患儿嗜酸性粒细胞和IgE升高。

（七）病原学检查

（1）直接镜检：取脑脊液、尿、痰液等标本，加一滴墨汁混匀，可见双层厚壁孢子，外有一层宽阔荚膜，边缘清楚。若为肺组织块，研磨后加墨汁制片检查。隐球菌常混杂于淋巴细胞中，易误诊为淋巴细胞，应注意鉴别。

（2）染色镜检：组织标本HE染色，胞壁外常有空隙（为菌体胶样荚膜未着色），部分荚膜可染成淡红色。PAS染色，菌体和荚膜均呈红色。

（3）培养：脑脊液、尿、血、痰液等标本进行真菌培养，可发现隐球菌。

（4）组织病理：切片中一般隐球菌呈圆形或椭圆形，多数集聚成堆，少数分散在组织内。HE染色标本，胞壁外常有空隙（为菌体胶样荚膜未着色），部分荚膜可染成淡红色。PAS染色，菌体和荚膜均呈红色。

（5）抗原检测：测定血清、支气管-肺泡灌洗液（BALF）的隐球菌荚膜多糖抗原，有助于早期诊断。肺隐球菌病单独存在时，BALF中荚膜多糖抗原阳性，血清中抗原检测阴性阳性率不高，常＜40%，血清阳性提示发生血行播散。类风湿因子阳性、肿瘤、慢性脑膜炎、红斑狼疮、结节病可出现交叉反应。脑膜炎时脑脊液荚膜多糖抗原测定阳性。隐球菌荚膜多糖抗原的滴度升降可反映病情的恶化或好转，以此指导药物应用。

（八）诊断

合格痰液或支气管肺泡灌洗液直接镜检或培养发现新生隐球菌或乳胶凝集法检测隐球菌荚膜多糖抗原呈阳性结果即可诊断。

（九）鉴别诊断

（1）肺结核：肺隐球菌病的影像学表现与肺结核类似，可表现为双肺弥漫性粟粒状阴影或结节状阴影，伴有肺门淋巴结肿大或气管支气管旁淋巴结肿大，临床上易误诊为粟粒性肺结核、原发性肺结核或支气管淋巴结结核。当肺隐球菌病合并脑膜炎和（或）腹腔隐球菌病时，更易误诊为结核病。以往收治的肺隐球菌病患儿多数误诊为结核病，应注意二者的鉴别诊断。当考虑肺结核而PPD

试验阴性时更需除外肺隐球菌病。鉴别要点：肺隐球菌病多有与鸽子接触史；无结核病接触史、PPD试验阴性、抗结核治疗无效；外周血白细胞和 CRP 可明显升高；血清、支气管-肺泡灌洗液以及脑脊液隐球菌荚膜多糖抗原测定阳性、墨汁染色或真菌培养阳性。

（2）细菌性肺炎：肺隐球菌病的肺部浸润阴影以及外周血白细胞和 CRP 升高，可误诊为细菌性肺炎，需要鉴别。但肺隐球菌病常咳嗽不剧烈，与发热不一致，可有嗜酸性粒细胞和 IgE 升高。鉴别主要依靠痰液细菌或真菌培养以及抗生素的治疗反应。

（3）恶性淋巴瘤：肺隐球菌病影像学表现为气管支气管旁淋巴结肿大时，可误诊为恶性淋巴瘤。鉴别要点：肺隐球菌病气管支气管旁淋巴结受累广泛，涉及前后纵隔淋巴结，血清隐球菌荚膜多糖抗原测定可阳性，必要时可通过淋巴结活检鉴别。

（十）治疗

（1）肺隐球菌病的治疗：免疫功能正常宿主，有轻度症状，应用氟康唑治疗，疗程 6～12 个月。不能口服者，应用两性霉素 B 0.5～1mg/（kg·d）。重症患者应用两性霉素 B 0.5～1mg/（kg·d）（或相当剂量含脂制剂）联合 5-氟胞嘧啶，热退或培养转阴后，改为氟康唑口服，可持续 24 个月。

合并隐球菌脑膜脑炎者，分期联合治疗，即初期治疗、维持治疗和抗复发治疗。初期一般为8～12 周，应用两性霉素 B 或脂质体与 5-氟胞嘧啶联合治疗，尽快使脑脊液转阴，转阴后口服氟康唑维持治疗 3～4 个月，有复发倾向者，氟康唑的疗程延长。也可应用两性霉素 B 或脂质体与 5-氟胞嘧啶连续治疗 6～10 周或两性霉素 B 或脂质体单药连续治疗 6～10 周。若能测定隐球菌荚膜多糖抗原，一般治疗至脑脊液抗原滴度 1:4 以下。伊曲康唑不易通过血-脑脊液屏障，由于脑脊液的浓度低，但在脑组织中有较高的浓度，实际治疗中效果次于氟康唑。在中枢神经隐球病的治疗中，主张与两性霉素 B 联用或转阴后维持治疗。

（2）播散性隐球菌病的治疗：根据受累器官，参考隐球菌脑膜脑炎或肺隐球菌病的治疗。

四、肺曲霉病

（一）病原体

曲霉分为 18 个群、132 个种和 18 个变种，绝大多数分为非致病菌，已报道引起人类致病者有以下几种：烟曲霉、黄曲霉、黑曲霉、土曲霉、构巢曲霉等，其中以烟曲霉最常见。烟曲霉和黄曲霉常引起肺曲霉菌病和败血症等全身感染；黑曲霉和构巢曲霉等常引起肺曲霉菌球、棒曲霉、构巢曲霉可引起寄生性支气管肺曲霉菌病；其他曲霉可引起耳、眼、鼻窦的感染。曲霉广泛分布于自然界，可从空气、粮食、花生、干草、动物皮毛和正常人的皮肤和黏膜分离。在动物中，鸟类尤其容易感染。

在各种曲霉病中，可为单一曲霉菌的感染，也可为两种以上曲霉合并感染。较严重的病例，常伴有细菌、病毒及其他真菌感染。

（二）发病机制

人体吸入孢子后，出现腐生菌感染过程，腐生菌经过菌丝体生长的复杂模式，形成特征性的子实体（分生孢子梗），含芽孢（分生孢子）。

曲霉菌的致病方式有以下 4 种类型。

（1）原发性侵袭型：机体抵抗力正常，吸入大量的病原体，使机体感染，引起急性肺炎表现。此型病情凶险，不及时治疗常可死亡。

(2) 继发性侵袭型：机体患有严重疾病或长期应用大量抗生素、免疫抑制剂，此型较为常见。

(3) 变态反应型：因吸入大量曲霉孢子而引起过敏反应。

(4) 寄生型：曲霉菌寄生在支气管扩张的空腔内和肺结核的空洞内。

本病为外源性感染，主要是肺部吸入大量的曲霉菌孢子，侵入血流播散至全身各器官。其次是皮肤创伤性接种。

（三）临床类型

由于机体免疫状态和易感性不同，曲霉菌侵入肺部可以引起下列 3 种表现：寄生型曲霉菌球、过敏型支气管肺曲霉病、侵袭性肺曲霉病。

寄生型曲霉菌球包括肺曲霉球、寄生型支气管曲霉病，以前者最常见。肺曲霉球通常发生于已经存在的肺空洞性病变内，霉菌在空腔内寄生，形成曲霉球，偶见于胸膜腔和支气管残端，属于腐物性寄生。寄生型肺曲霉病仅有轻微组织炎症反应，但易造成病变周围血管损害。寄生性支气管曲霉菌很难确定，也可认为是气道曲霉定植。肺曲霉球一般为单个出现，偶尔双肺同时出现，咯血是本病的重要症状，少数可咯出咖啡色颗粒状物，常为曲菌球脱落的碎片，此时镜检可找到菌丝。可有慢性咳嗽。

典型的 X 线表现为空洞中致密团块状阴影，占据空洞的部分或大部分，空洞的其余部分则呈半月形或新月形气体阴影，由于菌丝不侵袭空洞壁，较小的团块状阴影可在空洞内移动，或随体位改变而移动。

五、侵袭性肺曲霉病

在肺组织发现曲霉菌丝，为侵袭性肺部曲霉菌病。包括曲霉性气管支气管炎或称气道侵袭性曲霉病（可区分为阻塞性、坏死溃疡性、假膜性等）、急性和慢性侵袭性肺曲霉病、慢性坏死性肺曲霉病。气道侵袭性曲霉病在组织学上必须是曲霉深达气道基底膜。慢性坏死性肺曲霉病也称为隐匿性侵袭性或半侵袭性肺曲霉病。血管侵袭性指曲霉所致的血管栓塞和组织坏死，从临床上说此型与影像学显示液化和空洞的侵袭性肺曲霉病意义相同。

（一）高危因素

急性和慢性侵袭性肺部曲霉病的发生与机体免疫状态和基础疾病有关。免疫功能受损越严重，越易发生急性肺部曲霉菌病。急性侵袭性肺部曲霉病常见于长期使用免疫抑制剂和广谱抗生素、化疗致中性粒细胞缺乏、麻疹等病毒感染以及有慢性基础疾病的患儿。极少数患儿免疫功能基本正常，因吸入大量真菌孢子超出机体抵抗力，发生原发性侵袭性肺部真菌病。

慢性侵袭性肺部曲霉病除上述高危因素外，主要见于患慢性肉芽病等免疫缺陷患儿，并可作为免疫缺陷病的首发表现。患儿常有肛周脓肿、卡介苗接种部位化脓以及同侧腋窝淋巴结肿大、破溃或钙化，皮肤或其他部位淋巴结反复化脓等表现。

（二）病理表现

急性侵袭性肺部曲霉病早期为弥漫性渗出性改变，之后组织化脓和坏死。病灶内可找到大量菌丝，曲霉菌丝易穿透血管可引起血管炎、血管周围炎和血栓形成等，致组织缺血和梗死。慢性侵袭性肺部曲霉病表现为组织坏死和慢性肉芽肿炎症。有组织坏死，不易找到曲霉菌丝。

（三）临床表现

急性侵袭性肺部曲霉病主要表现为长期发热、咳嗽、咳痰，咯血可以是本病不同于一般细菌性肺炎的有诊断参考价值的症状，30%的患者可有肺外器官受累。可以迅速进展为呼吸衰竭。慢性侵袭性肺部曲霉病多表现为反复发热，咳嗽、咳痰可不明显，病程可长达数月甚至数年。慢性肺曲霉菌病进展缓慢，最后波及整个肺或胸腔、纵隔、胸壁等，也可转化为急性曲霉菌肺炎。

（四）影像学表现

急性侵袭性肺部曲霉胸部 CT 的典型表现：早期（0～5 日）为双肺弥漫性结节实变阴影或单发结节实变阴影，多位于胸膜下，周围可出现磨玻璃阴影；5～10 日结节实变阴影增大，肺实变区液化、坏死，出现空腔阴影，10～20 日可见病灶呈半月形透光区，进一步可变为完整的坏死空洞，多为单发性，或多发性，病灶大小不一。慢性侵袭性肺部曲霉病胸部 CT 表现多为单发或多发的肺部实变，伴有结节病变和胸膜肥厚或积液，有空洞形成，空洞性病变中见球形块影，类似曲霉球，但不同的是病灶周围有显著的肺组织炎症反应，随着时间推移则见慢性组织破坏，肺萎缩和纤维化以及单发或多发空洞，酷似慢性纤维空洞型肺结核。

（五）病原学检查

（1）直接镜检：取痰液、BALF 等标本，加一滴氢氧化钾溶液，镜下见分隔菌丝、分生孢子。菌丝长短不一，多呈杆状，明显分隔，直径为 3～5μm，并有多根菌丝向同一方向反复分支的倾向，分支 45°，排列呈放射状或珊瑚状，孢子密集成群。用常规的 HE 染色方法，真菌很容易被漏掉，或者被认为是坏死纤维、纤维蛋白丝或人为假象。PAS 和银染等特殊染色可以更清楚地显示真菌细胞，坏死的真菌结构用银染比过碘酸-雪夫染色可能会更好。直接镜检的主要缺点是阳性率较低。

（2）培养：标本接种于培养基上，48 小时后即有菌丝和分生孢子头出现。

（3）血清学检查：血清半乳糖甘露聚糖（GM）抗原检测：简称 GM 实验。半乳糖甘露聚糖仅存在于曲霉细胞壁中，曲霉发生侵袭性感染时，可从细胞壁释放进入血液，在血清中可检测出。GM 实验阳性提示侵袭性曲霉感染。半乳糖甘露聚糖最早可在发病前 5～8 日从血液中检出。GM 实验有假阳性，假阳性率较高的人群为新生儿、自身抗体阳性、菌血症患者、使用半合成青霉素、异体骨髓移植患者。慢性肉芽病患儿发生慢性肺曲霉病时，GM 检测呈阴性。

血清 1,3-β-D-葡聚糖抗原检测：1,3-β-D-葡聚糖为真菌细胞壁成分，国内采用 Fungitec-G 法（中华鲎实验），简称 G 试验。阳性提示包括曲霉在内的侵袭性真菌感染。

（4）病理检查：主要有渗出性炎症、脓肿、坏死溃疡和肉芽肿等 4 种类型，脓肿中常可见到菌丝。HE 染色呈蓝色略带红色，PAS 染色红色，嗜银染色呈黑色。慢性肺曲霉菌病特点为肺组织损伤显著，但曲霉成分仅少量，或菌丝发生变形，应注意仔细反复寻找。肺内咯出物或肺内活检组织，发现曲霉菌丝，具有肯定诊断意义。

（六）诊断

侵袭性肺曲霉病现行的诊断模式为基于宿主因素、临床特征、微生物学和病理组织学检查 3 种核心因素的综合诊断，诊断分级为确诊、临床诊断、拟诊。

肺组织活检发现曲霉菌丝，可以确诊。气管内吸引物或合格痰标本直接镜检发现菌丝，且培养连续>2 次分离到同种真菌；BALF 经直接镜检发现菌丝，真菌培养阳性；血清 GM 连续 2 次阳性，可临床诊断为侵袭性肺曲霉病。

（七）鉴别诊断

（1）肺结核：慢性肺部曲霉病慢性发病、病程长，影像学表现为大叶实变和空洞，与肺结核相似，临床上易误诊为肺结核。但慢性肺部曲霉病不伴有肺门或气管支气管旁淋巴结肿大，无结核病接触史，PPD 试验阴性，抗结核治疗无效，痰液曲霉培养阳性可资鉴别。慢性肉芽肿患儿发生慢性肺曲霉病时，与肺结核很难鉴别。因此类患儿常有卡介苗接种侧腋窝淋巴结肿大、破溃或钙化，PPD试验呈阳性，如果无真菌病原学依据，肺部病变难以除外卡介苗株结核分枝杆菌引起的肺部结核病或两者并存，此时两者的鉴别或确诊必须依赖病原学检查或肺组织病理检查。急性肺部曲霉病影像学出现多发空洞或早期表现为双肺弥漫性浸润时，易误诊为肺结核，鉴别诊断仍是依赖病原学检查包括 GM 实验、痰液真菌检查或肺组织病理检查。

（2）细菌性肺炎：急、慢性肺部曲霉病的影像学表现及其外周血白细胞和 CRP 升高，易误诊为细菌性肺炎，需要鉴别。但侵袭性肺部曲霉病进展相对缓慢，中毒症状相对较轻，并发胸腔积液或液气胸相对较少，确诊依赖病原学检查包括 GM 实验、痰液真菌检查或肺组织病理检查。

（3）过敏性支气管肺曲霉病（ABPA）：是曲霉抗原引起的过敏性肺疾病。绝大多数发生于哮喘。ABPA 典型的病理改变是中央气道扩张，常有黏液堵塞，远端气道通常正常。曲霉的菌丝可与支气管壁紧密相邻，但界限清楚，不侵入管壁和血管，一些病例可形成肉芽肿。在临床上，ABPA 首发的支气管痉挛是短暂的，后期症状趋于慢性。特征性的临床表现是咳黏液栓性痰，有时见棕色痰栓、咯血、间断性发热、胸痛，反复肺炎，顽固性喘息。X 线表现为同一部位反复出现或游走性浸润影，常伴有典型的黏液栓形成的分支状阴影（指套征）和中心性支气管扩张（近端囊状圆形透光影）征象，若孢子阻塞支气管可引起短暂性肺段或肺叶不张。外周血和痰液嗜酸性粒细胞升高。痰液涂片和培养可以发现菌丝。血总 IgE 和烟曲菌特异性 IgE、IgG 明显升高。对曲霉菌抗原有速发型或迟发型皮肤超敏反应。

诊断 ABPA 的条件：①X 线发现肺复发性浸润影；②中心性支气管扩张；③反复哮喘样发作；④对曲霉抗原皮试出现即刻阳性反应。⑤血清总 IgE（＞1000ng/mL）、曲霉菌血清特异性抗体 IgG 和 IgE 升高。本病在儿科主要需与哮喘、嗜酸性粒细胞肺炎等鉴别。鉴别诊断要点是 ABPA 的典型胸部影像学表现和痰液涂片和培养有曲霉菌丝。

（八）治疗

目前已经获得认可的一线治疗方案包括两性霉素和伏立康唑，二线治疗方案包括伊曲康唑和卡泊芬净。

两性霉素 B：传统认为是治疗侵袭性曲霉菌的首选药物，既可静脉应用，也可同时雾化给药。对严重的侵袭性曲霉菌患者，最大用量可至 1～1.25mg/（kg·d）。有主张血肌酐轻度升高者应坚持应用。两性霉素 B 脂质体毒性较小，每日剂量可增到 4mg/（kg·d），因而疗效高于两性霉素 B。

伏立康唑：目前作为治疗侵袭性曲霉菌的首选药物，既可静脉应用，也可口服。

伊曲康唑：可用于侵袭性曲霉菌的治疗。目前作为首选初始治疗的研究不多。口服制剂可作为两性霉素 B 治疗后的序贯治疗。

卡泊芬净：已经被批准作为侵袭性曲霉菌其他药物治疗失败时的补救药物。

联合用药：有报道两性霉素 B 联合卡泊芬净、伏立康唑联合卡泊芬净对侵袭性曲霉病有协同作用。

氟胞嘧啶：对少数曲霉有一定的抗菌活性，常和两性霉素 B 或咪唑类联合应用。

氟康唑：绝大多数文献认为对曲霉菌无效。

外科治疗：药物治疗后仍迁延不愈、合并大咯血、病变局限能耐受手术时可考虑外科手术切除病变。

治疗持续时间还不明确，取决于曲霉感染的范围和程度、对治疗的反应、患者的潜在疾病和免疫状态等因素，而不是单单依靠药物的总剂量。应维持治疗到临床和影像学异常改变基本消失、曲霉培养阴性、潜在的疾病得到控制。

六、肺其他真菌病

（一）肺接合菌病

接合菌是一种罕见的由接合菌亚门中的真菌引起的炎症性疾病，可以侵犯鼻腔、鼻窦、眼眶、肺脏、消化道、皮肤等，也可以引起全身播散，肺接合菌病是一种发病急、进展快、病死率极高的真菌感染，仅少数表现为慢性感染。接合菌病又称为毛霉病、藻菌病、丝状菌病。

1. 病原学

接合菌的病原学是接合菌亚门中的腐生真菌，分为 2 个纲，即接合菌和毛菌纲。在传统习惯上，大多数学者将接合菌纲分为毛霉目、虫霉目和捕虫霉目。亚门中多数真菌都能引起接合菌病，临床上所说的接合菌病绝大多数由接合菌亚门-接合菌纲-毛霉目的真菌引起，但临床上不易分离，所以引起接合菌病的致病菌可以统称为接合菌或毛霉。由毛霉目引起的病变称为毛霉病，由毛霉目和虫霉目引起的病变则一般称为接合菌病。毛霉目是接合菌纲中最大的一个目，可以引起接合菌的病原菌有毛霉属、根霉属根毛霉属、犁头霉属等，但文献报道最常见的致病菌为 4 种：根霉属、毛霉属、犁头霉属、小克银汉霉属。

接合菌在自然界中非常丰富，几乎普遍存在于任何与空气接触的有机物上，如生长在面包、水果蔬菜、土壤和肥料上，少数寄生于腐烂的植物或动物上。在健康人的鼻腔、大便和痰液中都能分离到接合菌，但致病力较弱，很少引起人类致病，甚至在严重免疫功能受损或脏器移植患者中，接合菌病也是一种罕见的条件致病菌感染性疾病。

2. 发病机制

接合菌为条件致病菌，临床上能够诱发接合菌病的常见因素有糖尿病尤其是酮症酸中毒、使用免疫抑制剂、长期使用广谱抗生素、先天性或后天性免疫功能、胃十二指肠溃疡、恶性肿瘤和严重烧伤、创伤机械通气、各种创伤性诊疗、血液透析等。一般来说，发病是多种因素共同作用的结果，原发性感染罕见。

呼吸系统（鼻窦、肺）接合菌病的入侵门户是呼吸道，多数患者由于吸入空气中的孢子而感染。吸入的孢子在鼻腔沉积引起鼻脑接合菌病，在肺泡沉积引起肺接合菌病，而继发于血源性感染的机会很少。血清游离铁的增多也有利于接合菌生长，正常血清的酸碱度可抑制接合菌的生长，糖尿病特别是酮症酸中毒患者，血清酸度增加，运铁蛋白运转的能力受抑制，血清游离铁最多，而接合菌可以利用游离铁促进自身的生长。高糖与酸性环境有利于结合菌的生长繁殖。

接合菌的侵袭性很强，一旦侵入易感者的肺组织，很快长出大量的菌丝并迅速向周围组织扩散。接合菌侵袭血管的能力较强，菌丝侵入血管壁形成血栓，引起梗死远端的组织缺血、缺氧和酸中毒，导致局部组织出血坏死。接合菌也可以经血行累及脑和全身各脏器。病变进展较快，病死率较高。浸润、血栓形成、坏死、化脓是病理特征，坏死区、血管壁、血管腔和血栓内均可见大量菌丝，但是很少见到肉芽肿，这是本病的特征性改变。

3．临床和影像学表现

从支气管肺炎到大叶性肺炎不同程度的炎症病变，可伴有空洞和毛霉球形成，胸腔积液等；毛霉具有极强的组织穿透能力，常侵蚀肺小动脉，肺血管损害致血栓形成和肺梗死、肺动脉瘤和假性血管瘤，并可造成支气管-胸膜瘘、支气管-皮肤瘘、支气管-动脉瘘等。急性或亚急性发病，病情通常严重，有高热、咳嗽、咳痰等，但咯血和胸痛是比较突出和有诊断参考价值的症状，体征通常很少。影像学表现：初起表现为支气管肺炎，显示单发或多发性浸润性影或结节影，速融合成大片实变，常有空洞形成；较大肺血管栓塞，楔形阴影。也可出现肺不张、积液和纵隔淋巴结肿大。部分呈间质性肺炎或肿块样改变，单发或多发，可出现晕轮征、新月征和空洞，边缘可强化。

支气管镜检查可发现支气管黏膜红肿、溃疡或黏液、脓性或凝胶状物和坏死组织，坏死组织检查有大量菌丝。暴发发病的肺接合菌容易发生血行播散，常见的部位有中枢神经系统、胃肠道、脾脏、肾脏、心脏和肝脏，几乎都是致死性的。

4．诊断

在病灶刮片或培养中找到或在组织中发现侵入血管壁的菌丝即可确诊。分泌物或异常组织涂片检查结果不可靠，痰液培养往往阴性，血培养的阳性率比痰液更低。痰液培养可导致假阳性，当同一标本多次培养出毛霉时或不同来源标本同时检出应高度重视。显微镜下毛霉的特殊结构为宽大的菌丝，粗细不均，壁薄，几乎无分隔，伴有直角形的分支，菌丝分支的角度为45°～90°。GM试验阴性。活检或刮片可见大量菌丝，而培养并不生长。

5．治疗

治疗基础疾病和支持治疗。两性霉素B仍然是唯一证实有临床疗效的抗真菌药物。应尽早大剂量使用。重症患者可考虑联合治疗，通常为5-氟胞嘧啶。也有使用两性霉素B加卡泊芬净。由文献报道，新型三唑类药物泊沙康唑的有效性明显高于伏立康唑。由于毛霉可引起血管阻塞，肺毛霉病的治疗药物难以渗入病灶，故单用抗真菌的药物治疗效果差。因此，对病变局限的病灶，多主张肺叶切除手术治疗。

（二）肺组织胞浆菌病

1．病原学

组织胞浆菌病分非洲型和美洲型。非洲型由荚膜组织胞浆菌杜氏变种和马皮疽荚膜组织胞浆菌引起。美洲型由荚膜组织胞浆菌引起。组织胞浆菌是一种能在自然界或室温下培养生长的霉菌，该菌属双相性真菌，在组织内呈酵母型，但在37℃或侵犯宿主细胞时，则转变成小的酵母菌细胞（直径1～5μm），室温和泥土中呈菌丝型。

传染源为自然界带菌的禽、鸟类如鸡、鸽或其粪便污染的土壤、尘埃等，被感染的动物如猫、犬、牛、马等。呼吸道是主要的传染途径。接触鸟、蝙蝠或污染的土壤，因吸入被鸟或蝙蝠粪便污染的泥土或尘埃中的真菌孢子而感染，大量吸入空气中的孢子可引起肺以外脏器感染，往往累及肝脾、淋巴结、骨髓等。儿童还可经消化道感染。也可通过皮肤或黏膜侵入人体，血行播散。

荚膜组织胞浆菌感染与城市化、砍伐森林、破坏土地和使用鸟粪等有机肥有关。

2. 临床表现

（1）肺组织胞浆菌病：有急性和慢性之分。急性发病急，有发热、咳嗽、呼吸困难，肺内有湿啰音，X 线表现以肺实变和肺门淋巴结肿大为特征，常易误诊为结核病，或表现为双肺广泛的类似粟粒样阴影，可伴有肝脾大。慢性型临床表现与肺结核类似，X 线表现为肺实变。

（2）播散型组织胞浆菌病：病情较为严重，半数见于婴幼儿，多数有原发免疫缺陷。

可分为 3 种临床综合征即慢性、亚急性、急性。慢性患者无明显临床症状，亚急性、急性患者常在发病数日或数周后出现急性感染症状，可侵犯全身，出现感染性休克并发多器官功能衰竭，最常受累的是肺，有显著的发热、寒战、咳嗽、呼吸困难，常有肝脾和淋巴结肿大、贫血、白细胞减少和血小板减少等，X 线表现为粟粒样肺浸润、肺实变、结节增殖样病灶、空洞形成和肺门淋巴结肿大，可伴有胸腔积液。

其他常见的临床综合征有纵隔肉芽肿病、肺孤立性或多发性结节、慢性脑膜炎、心包炎、钙化的淋巴结侵袭到支气管引起的咯血、胆总管梗死，进行性纵隔纤维化伴支气管和（或）血管阻塞。

3. 诊断

痰、尿、血、骨髓、胸腔积液及其他分泌物涂片或培养分离出荚膜组织胞浆菌，或病理组织切片发现酵母型真菌，可以确诊。浅表淋巴结活检，肝、脾、肺等穿刺活检对确诊很重要。儿童患者的临床表现颇似血液病或结核病等，需加鉴别。

4. 治疗

两性霉素 B 对重症感染者有很好的疗效。伊曲康唑或氟康唑也有一定疗效。

（三）肺孢子菌肺炎（PCP）

1. 病原学

肺孢子菌过去认为属于原虫，称卡氏肺囊虫，含滋养体与包囊，主要存于肺内。最近有学者根据其超微结构和对肺囊虫核糖体 RNA 种系发育分析认为，肺囊虫属真菌类。

2. 病理改变

卡氏肺孢子菌的包囊开始位于肺泡间隔的巨噬细胞质内，其后含有包囊的肺泡细胞脱落，进入肺泡腔；或包囊内的子孢子增殖与成熟，包囊壁破裂后子孢子排出成为游离的滋养体进入肺泡腔，激发肺部炎症反应，肺泡有浆细胞、淋巴细胞和组织细胞浸润，肺泡内和细支气管内充满泡沫样物质，由坏死虫体和免疫球蛋白混合组成。肺泡间隔有浆细胞和淋巴细胞浸润，以致肺泡间隔增厚，达正常的 5~20 倍，占据整个肺容积的 3/4。

3. 临床表现

（1）婴儿型：主要发生在 1~6 个月小婴儿，属间质性浆细胞肺炎，发病缓慢，主要症状为食欲差、烦躁不安、咳嗽、呼吸增速和发绀，而发热不显著。听诊时肺部啰音不明显，肺部体征与呼吸窘迫症状的严重程度不成比例，为本病特点之一。

（2）儿童型：主要发生于各种原因致免疫功能低下的小儿，发病急骤，与婴儿型不同处为发热常见。此外，常见症状为干咳、呼吸急促，听诊时肺部啰音不明显，与呼吸困难的严重程度不成比例，病程发展很快，不治疗时多死亡。

4. 影像学检查

X线片和CT表现为双侧弥漫性磨玻璃样阴影，自肺门向周围伸展，可伴支气管充气像，病变可融合成弥漫性肺泡实变阴影，后期出现致密索条状，间杂有不规则片块状影，后期有持久的肺气肿，在肺周围部分更为明显，可伴纵隔气肿和气胸和囊泡。

5. 辅助检查

白细胞计数正常或稍高，半数病例淋巴细胞减少，嗜酸性粒细胞轻度增高。血气分析示显著的低氧血症。

6. 诊断和鉴别诊断

气管吸取物或肺活检组织切片以及支气管肺泡灌洗液中细胞染色见肺泡内泡沫状嗜伊红物质的团块富含原虫，乌洛托品硝酸银染色，见直径 6～8μm 的黑褐色圆形或椭圆形的孢子体，位于细胞外，或孢子囊或囊内小体，可确诊。支气管肺活检时孢子虫发现率可达 90%。近年来有人用分子生物学技术如 PCR 做快速早期诊断。

本病需与细菌性肺炎、病毒性肺炎、真菌性肺炎、ARDS 和淋巴细胞性间质性肺炎（LIP）相鉴别，病原学检查是鉴别的重要依据。

7. 治疗

首选药物为甲氧苄啶（TMP）20mg/（kg·d）加新诺明（SMZ）100mg/（kg·d），分2次服，连服2周。亦有主张 SMZCo 100mg/（kg·d）2 周，后减为半量再用2周，再减为1/4量连用2个月，有效率达 75%，此药可作为化学预防剂，在应用免疫抑制剂的高危患儿中预防使用，其剂量为TMP 5mg/（kg·d）和 SMZ 25mg/（kg·d），皆分2次口服或每周连服3日，停4日，连用6个月。

病情严重或对甲氧苄啶和新诺明耐药者，可使用卡泊芬净治疗。

（四）肺内马内菲青霉病

马内菲青霉为青霉属中唯一的双相型、原发性致病性真菌。主要分布于东南亚地区、我国广西、海南、广东等地有报道。经呼吸道吸入，原发感染在肺部，类似结核或细菌性肺炎、肺脓肿。很容易经血行或淋巴播散，主要损害单核-吞噬细胞系统，呈现播散性。两性霉素B、伊曲康唑治疗有效。

第三章　儿童骨折

第一节　儿童多发性损伤的处理

一、损伤的发生率

（一）创伤

不仅在美国，在全球创伤都是 1 岁以上儿童死亡的最常见原因。估计美国民众每年用于儿童创伤治疗的费用在 10 亿至 138 亿美元或以上。1997 年国家儿童住院患者数据库报道，有 84000 名矫形外科创伤患者住院，住院费用为 9.328 亿美元。美国 2000 年治疗儿童股骨骨折的住院费用超过 2.22 亿美元。2003 年创伤出院患者平均住院费用为 28137 美元，其中位数为 10808 美元。虽然孤立的长骨骨折仍占儿童矫形外科损伤的大部分，但有相当惊人数量的年幼患者有多系统损伤。

在美国每年报道超过 150 万儿童发生损伤，导致 50 万住院和 1.5 万～2 万儿童死亡。作为一级创伤中心的一所城市诊所，接诊 1903 例新发生骨折的患者。

男孩受伤常是女孩的 2 倍，占与儿童创伤有关住院的更大部分。大多数儿童和青春期的损伤机制是钝性损伤，而在成人多发性损伤的原因多为穿透伤。年幼儿童钝性损伤常为儿童虐待所致，在其余的儿童机动车事故和高处坠落伤是其严重多发伤的主要原因。儿童创伤的死亡原因通常是严重头部损伤或是头部、胸部和腹部的严重多发伤。

青少年多发伤原因与成人相同。现在认为，在青春期年龄组的损伤中，超过 1/3 的原因是酗酒。医治青少年机动车致伤的矫形外科医生，应意识到这个年龄组有酗酒的可能，以便进行适当的忠告以避免将来发生事故和损伤。

（二）骨折

虽然在儿童多发伤中骨折很少是其死亡原因，但是在多发伤中骨折和其他肌肉骨骼伤是常见的，且是引起病残的重要原因。一个儿童创伤中心的儿童多发伤资料表明，股骨干骨折占骨折的 22%，其中 9% 是开放性骨折。脊柱、骨盆、肩胛骨和锁骨骨折虽不常见，但这些伤员除有更高的死亡率外，其住院时间和在 ICU 病房的时间也更长。

掌握骨折相关知识促进了骨折诊断和治疗技能的改进。例如跟骨骨折常由轴向负荷产生，常发生于高处坠落伤（40%）或机动车事故（MVA）（15%）。联合发生的骨折已有报道，1/3 儿童合并有跟骨骨折，5% 合并脊柱骨折。

股骨和邻近的骨盆常同时发生骨折。如步行儿童被汽车撞伤，常发生同侧上、下肢骨折。一组研究表明，在机动车事故（MVAs）引起的股骨骨折儿童中，58%（87/149）有多处联合损伤，包括头部伤 14%、胸部伤 6%、腹部伤 5% 和生殖泌尿系统损伤 4%。同时存在股骨骨折和头部损伤表明是严重高能量创伤，比其中任何一种相比都更需要严密监测。

（三）儿童虐待伤

儿童虐待伤仍是涉及各社会经济阶层和种族的社会问题，且是婴儿和学步儿童最常见的创伤死亡原因。据估计，当前美国每年在 1000 例儿童中有 15～42 例儿童虐待伤，并导致超过 1200 例儿童致死。非意外创伤比意外创伤有更高的死亡率和致残率。所有 2 岁以下的儿童多发伤，如果对损伤没有明显的、有证可查的合理解释，应怀疑为儿童虐待伤。所有多发性长骨骨折合并头部损伤的幼小儿童，应考虑虐待为其损伤原因。儿科医生对识别这种损伤的自信仍较低。即使单一长骨骨折合并头部损伤或腹部损伤也应怀疑儿童虐待伤。虽然成角骨折被普遍认为是儿童虐待伤最大的特性，但是由虐待引起的最常见的肢体骨折是股骨或肱骨单一横行骨折，而不是多发骨折。没有能绝对诊断为儿童虐待伤的骨折，应将全部临床表现和社会状况纳入一起考虑。面对长骨骨折，矫形外科医生难以鉴别其是意外损伤还是非意外损伤。在其他原因引起的多发伤儿童肋骨骨折只占 5%，它们更常见于儿童虐待伤。由其他原因引起的胸部钝性挤压伤可产生外侧肋骨骨折，而在儿童虐待伤所见的肋骨骨折常是后外侧并在胸椎横凸附近。

对怀疑儿童虐待伤病例应常规完成骨骼检查。有些学者推荐骨扫描结合骨骼检查，但这个建议尚有争议，因为它增加的骨扫描检查需让患儿保持镇静状态，且提高射线暴露量和增加费用。

二、损伤常见机制

（1）坠落伤：坠落伤是儿童多发伤两个主要机制之一。坠落在年幼儿童更易发生。一个不幸的例子是，儿童从二楼靠近窗户的床上坠下。高处坠落产生的直接冲击力和着地时的减速力引起损伤。直接冲击力通常引起骨折，也常引起内部器官的损伤。撞击时的身体姿势和儿童着地时接触面是很重要的损伤严重程度的影响因素。高处坠落伤包括儿童头部伤 39%，矫形外科损伤 34%～65%，死亡率 5%。

（2）机动车伤：学龄和青春前期儿童机动车意外损伤是多发伤的最常见原因。机动车撞击步行或骑自行车儿童和儿童乘坐的车发生事故时均可发生损伤。2002 年美国有超过 300000 名 15 岁和 < 15 岁儿童于机动车事故（MVAs）中受伤，并超过 2500 个儿童因此而死亡。

2002 年该年龄组儿童乘汽车和轻便车致伤人数超过 250000 人，造成 1700 人死亡。死于车祸的儿童中，半数以上在事故发生时均未使用安全带。乘车儿童受伤时未使用安全带的死亡危险性比使用安全带者大 6 倍。

不按规定使用汽车座椅是机动车事故造成死亡和伤残的最重要因素。Thompson 等报道，机动车事故后在创伤中心治疗的儿童中，80% 受伤时均未使用安全带。Vaca 等指出，在加利福尼亚州许多 6 岁和 6 岁以下儿童的父母均不知道关于儿童汽车座椅和气囊的基本安全知识，他们也不了解儿童座椅和安全带的国家法律。儿童坐在汽车前排座位上发生严重损伤的概率更高。在亚利桑那州，对儿童乘车时使用安全带和不使用安全带在遭受机动车事故所致的损伤进行的比较研究表明，未使用安全带者有更高的死亡率，更长的住院时间，更高的住院费用，更多人需要住院，和更多人发生骨折、腹腔内损伤和头部损伤。

甚至使用了相称的汽车座椅和正确使用安全带的儿童，仍可发生严重的损伤。Zuckerbraun 等提出，幼小儿童颈椎损伤的发生率更高。另有学者提到儿童座椅坐垫的重要性，该坐垫对已在儿童安全座椅上使用安全带的儿童有减少头部损伤的可能。

虽然大多数州均要求婴儿和学步儿童乘车时应在汽车座椅上使用安全带，但标准的成人安全带不适用于束缚儿童，因上述的汽车座椅对儿童来说太大，标准安全带对儿童太大。为了儿童乘坐者的安全，使用与年龄和身材相适应的汽车座椅和安全带是很必要的。为解决此问题，已建议使用可调节的安全带，使其能更好适应汽车乘坐者的身材。另外，民众要求校车上使用安全带的呼声越来越高，这一决策对身体有残疾学生已实施了一段时间。

教育儿童在步行和骑自行车时更加注意安全是非常有价值的，随着对父母适当地进行有关儿童安全座位、气囊和执行现行法律的教育，机动车安全运行能得到显著改善。

三、儿童创伤中心的任务

在军事环境下快速输送受伤士兵到专科治疗中心能有效提高存活率。应用快速输送和立即治疗的同一原则，美国各地均建立了许多创伤中心。影响创伤存活率最关键是伤后第 1 小时，快速直升飞机和救护车运送到当地有创伤外科医生团队的创伤中心，能提高多发伤的急救存活率。

最初的创伤中心着重于成年患者，因成年人比儿童有更多严重的创伤。可是后来美国各地许多医学中心均建立了儿童创伤中心，因为儿童多发伤的治疗与成人有所不同，为取得最佳的治疗效果，专科治疗中心是很重要的。美国外科医师学会制定了儿童创伤中心的专有标准，该标准像成人创伤中心一样，遵循快速输送和由住院外科医生快速治疗的同一原则。儿童普通外科医生全天均在医院并领导儿童创伤团队。首先由外科医生检查评估儿童，而其他外科专科医生也立即到达。普通放射摄片设备和 CT 在全天均能提供对患者的评估，手术室可立即用于治疗。

虽然有些证据表明，如果儿童运送至儿童创伤中心而不是社区医院，严重创伤儿童的成活率能得到提高，但是与中心相关的费用（特别是全体人员随叫随到的费用）限制了儿童创伤中心的数量。较幼小和较严重创伤儿童在儿童医院治疗可改善其预后。考虑到儿童创伤中心的数量有限，患者经常是先在其他医院稳定病情，然后再转来儿童创伤中心或在成人创伤中心治疗。

Larson 等报道，直接到儿童创伤中心治疗的儿童创伤患者的治疗效果并不比那些先在非创伤中心稳定病情后再转到同一儿童创伤中心的效果更好。其他中心有资料证明，需要改进转送患者方面的协作。

Knudson 等研究在一级成人创伤中心治疗儿童多发伤的治疗结果，得出的结论是，其结果比得上符合国家标准的儿童创伤中心。Sanchez 等报道，住进成人外科 ICU 病房（SICU）的青春期创伤患者取得类似住进专一机构的儿童 ICU 病房（PICU）的同样结果。不过那些住进 SICU 的患者，可能更多被插管和放置 Swan-Ganz 导管，且在 ICU 病房时间更长和住院时间更久。如果不能发现独立的儿童创伤中心，应用普通创伤中心进行儿童创伤治疗是一种可接受的选择。

四、初期复苏和评估

不管引起多发伤的机制是什么，初期医学处理的重点都是威胁生命和非矫形外科损伤以稳定儿童的情况。初期抢救生命的复苏不应是矫形外科医生的职责，然而，由非创伤中心和那些在农村环境的矫形外科医生进行复苏可能是很常见的。

（1）儿童与成人不同之处：儿童初期复苏基本上与成人相同。对严重损伤者，在事发现场立即建立通畅呼吸道具有决定生还是死的意义。如果儿童意识丧失或有颈部疼痛，为了转送颈椎需做固定。对＜6 岁的儿童推荐使用一种特殊的搬运板，该板将枕部区域的木板切除，因为这年龄的头相对比身体其他部位大。因头部相对较大，幼小儿童如果置于普通搬运板上，颈椎就会屈曲，若怀疑有颈部损伤，这种位置是最需避免的。

（2）输液：一旦建立了通畅呼吸道，应估计创伤引起的出血量（内出血或外出血）。血液丢失初期采用静脉输入类晶体溶液替代。幼小儿童快速静脉输液可能困难。在这种情况下，为输入液体和药物应考虑采用骨内输液。Guy 等报道，15 例 3 个月至 10 岁儿童成功进行了胫骨骨内输液。这组病例中，由院前或医院工作人员置入骨内针，胶体、类晶体和血液均由此途径输入，在存活儿童中没有合并症发生。Bielski 等用兔的胫骨模型上同样证明，采用骨内注射各种复苏药物和液体对骨或邻近的骺板没有组织学上的不良影响。

如果低血容量休克未能快速复苏常可导致死亡，所以儿童的血压必须维持在适当水平以供器官灌注。大多数多发伤儿童遭受钝性创伤而不是穿透伤，大多数失血来自脏器损伤或来自骨盆和股骨骨折，均为内出血，最初容易低估出血量。由酸中毒、低温和凝血疾病组成的"死亡三联征"已在创伤患者作为低血容量和对创伤的全身反应的结果做过描述。Peterson 等报道，初期碱缺失达 8mEq/L 时，为其死亡率增加的预兆。

尽管要稳定儿童的血压，但因相应限制输液量是脑水肿治疗的较好方法，所以对有头部损伤的儿童应予以警惕，避免输入过多水分。过度输液也可导致体内液体移动，常由于间质性肺水肿（特别是胸部和肺部有直接创伤时）产生动脉氧合作用下降。在一些情况下，为了精确估计恰当的输液量，在初期复苏时应插入中央静脉导管。在复苏期间为观察尿排出量，留置导尿是必需的，这可作为测定器官灌注是否充足的方法。

五、评估

（一）创伤等级评分法

经初期复苏受伤儿童的情况稳定后，必须快速而全面检查其他损伤。许多创伤等级评分法被推荐，创伤严重程度评分法（ISS）应是一种有价值、能复制的评分法，该法能广泛应用于儿童多发伤范畴。另一种已证明具有价值并能复制的儿童创伤评分方法是儿童创伤评分法（PTS）。创伤中心选用的创伤评分法各不相同，但是不管采用 ISS 或 PTS，均允许用客观方法去评估初期治疗时的死亡危险性，并允许在一定程度上预测将来的残疾。

头部创伤最常采用格拉斯哥昏迷评分法（GCS）进行评估和评级，该法评估睁眼能力（1～4 分）、运动功能（1～6 分）和语言功能（1～5 分），总分为 3～15 分。对那些学说话前和刚学说话不久的儿童，应用 GCS 有一定的局限性，但在其他儿童该评分法对预测早期死亡率和后期的伤残率非常有用。有关头部创伤严重程度评分法（RHISS）已被证实是行之有效且可在挂号处就能进行。对有语言能力的儿童，大致定个标准，GCS 评分＜8 分，表明这些儿童的存活机会比那些 GCS 评分＞8 分者明显地差。患者刚到创伤中心时应标明其 GCS 评分，到院 1 小时后应再次评分。GCS 持续性改变与神经损伤的改善或恶化相互关联。反复评估 GCS 至伤后 72 小时以上对判断预后有意义。除了刚到医院时的氧合作用水平外，特别提到，72 小时 GCS 的运动功能评分，对头部损伤后遗的永久性伤残有很大的预见性。

格拉斯哥昏迷评分法（GCS）：

运动反应：遵命动作，6 分，定位动作，5 分；肢体回缩，4 分；异常屈曲，3 分；伸肌反应，2

分；无反应，1分。

语言反应：回答正确，5分，回答混乱，4分；不当之词，3分；难辨之声，2分；无反应，1分。

睁眼：自动睁眼，4分，呼唤睁眼，3分；刺痛睁眼，2分；无反应，1分。

这个评分法采用睁眼、语言反应和运动反应用于测量其意识水平。分值范围从最严重为3分至最轻为15分，这是一种测量意识水平和其连续变化的方法。

（二）体格检查

多发伤的儿童，为了能早期发现肝、脾、胰或肾脏损伤，仔细检查腹部是非常重要的。

必须注意腹壁上的淤斑，因为它常是重要脏器或脊柱损伤的体征。一组48%（22/46）腹壁有淤斑的儿童需做剖腹探查，而另一组23%（14/61）儿童证明有脊柱骨折。

注意任何肢体的肿胀、畸形或捻发音，并安排做相应的影像学检查，能更充分地评估其潜在的肢体损伤。如果肢体有畸形，重要的是要判断它是开放骨折还是闭合骨折。检查外出血的部位，如需要则给予加压包扎以防止进一步失血。骨盆骨折合并一处或多处其他骨骼损伤，提示存在头部和腹部损伤。合并肢体骨折的主要动脉伤通常是因为摸不到周围的动脉搏动而早期做出诊断。不过，由钝性创伤引起的腹部静脉伤很少见，且在剖腹探查以前很少被诊断出来。据报道，一半腹部静脉损伤死亡，所以创伤外科医生对初期复苏完成后仍持续不断需要大血容量支持的儿童需考虑这个诊断。

在事发现场常规对可疑的肢体骨折行早期夹板固定。然而，当受伤儿童到达医院时，骨科医生应亲自检查肢体，以确定需要治疗的紧急情况。最重要的是，是否发生了血管损伤和骨折是开放还是闭合。应仔细检查背部和脊柱。如果不是开放性骨折和周围血管功能正常，很少需紧急处理骨折，在其他器官伤情稳定之前采用夹板固定就可以。

在复苏和稳定其伤情时，夹板能减少儿童的疼痛，并减少对包围骨折的软组织被膜的附加损伤。在医院里，当完成创伤检查（包括相应的影像学检查）时，夹板也有利于搬动儿童。如果儿童要转送到创伤中心，对患者的舒适和转运途中的安全，夹板固定的价值是无法估价的。

为了提供肢体功能的资料，在做任何治疗之前都应明确明显的神经系统缺陷。重要的是要记住，因为这些患者还幼小并因疼痛而惊恐，所以详细的神经系统检查可能无法完成。若不能获得可靠的检查也应记录下来。

头部损伤和某个部位剧烈疼痛可导致初期漏诊某些损伤。一组149例儿童多发伤中，13例在伤后平均15天才做出诊断，包括5例骨折（1例累及脊柱），4例腹部损伤，2例动脉瘤，1例头部损伤和1例面部骨折。由于存在9%的延迟诊断，当多发伤患者情况好转时必须做重复检查以重新评估可能存在的损伤。在某些情况下，不管对住院患者做如何仔细的重复评估，一些儿童的损伤一直到后来随访时才发现。此外，头部损伤的儿童清醒到能配合再检查时做重新评估。需告知家属和患者，多发伤患者的某些损伤常会出现延迟诊断，从而让他们认可这种现象，并能与医疗团队合作（以前未发现的疼痛部位或功能障碍常变得明显）。

（三）影像学检查

（1）X线摄片：在初期复苏和体格检查后，应尽快完成影像学检查。任何怀疑有严重损伤的肢体均应做X线摄片。如果儿童有头部损伤或在查体时发现有颈部疼痛，应做颈椎侧位X线摄片。一些中心对有颈痛、创伤性脑损伤（TBI）或已饮酒的多发伤儿童采用 CT 扫描评估颈椎。对有持续性颈痛或压痛的患者，还有一直意识迟钝的患者，在排除颈椎损伤之前，做颈椎 MRI 检查是需要的。如果有颈椎损伤，颈椎侧位放射片均能发现。如中立位侧位放射片怀疑有颈椎损伤，对清醒患者可拍一张屈曲位侧位颈椎片，将有助于发现任何颈椎的不稳定。幼小儿童颈椎比成年人颈椎更为柔韧。12 岁以下儿童，颈椎屈曲时颈 1 在颈 2 上正常可向前移动 5mm，而在成人，这种距离应＜3mm。在这个年龄组，屈曲时颈 2 与颈 3 间的距离可达 3mm。骨骼发育成熟者，颈部屈曲时颈 2 在颈 3 上不应存在向前移动。在儿童所谓颈 2 在颈 3 上的假性半脱位不应被诊为需要治疗的不稳定，因为对大多数幼小儿童这是正常现象。因为在临床上很难发现胸椎或腰椎骨折，对这个部位的放射片，主要是侧位片应认真评估，特别是在昏迷儿童。

（2）计算机 X 线体层照相术（CT）：CT 在评估儿童多发伤时是必需的。如有头部损伤，头部 CT 能发现颅骨骨折和颅内出血。腹部肿胀、疼痛或有挫伤，腹部 CT 能提供极好的肝脏显影，并可量化出血量。因为大多数肝和脾裂伤采用非手术治疗，CT 扫描和一系列的血细胞容积水平被用来决定这些内脏裂伤是否需要外科治疗。

对骨盆骨折，骨盆 CT 比骨盆放射摄片检查更为敏感。一组研究发现，CT 扫描已验证的骨盆骨折中，只有 54%被骨盆放射检查所证实。CT 对详细评价骨折形状和选择适当治疗方法（手术和非手术）是有用的。在做腹部 CT 以评估内脏损伤时，要求腹部 CT 向远侧延伸以便包括骨盆。脊椎骨折的 CT 将提供骨折分类（稳定或不稳定）和决定是否需手术治疗的相关信息。

（3）肾盂造影术：泌尿系统损伤不但与肝和脾损伤关系密切，而且也还与前骨盆环骨折关系密切。虽然 CT 和超声波检查可用于评估肾脏损伤，但静脉肾盂造影术对帮助诊断膀胱和尿道损伤仍有作用。不管用哪种影像学方法，尿道断裂在术前常不能被精确证实。

（4）放射性核素扫描：骨扫描对即时评估多发伤儿童的作用有限。协同骨骼检查，^{99m}Tc 骨扫描有时用于怀疑虐待伤儿童，以检出以前未发现的新的或老的骨折。

Heinrich 等报道，48 例多发伤儿童骨扫描被证实发现未曾怀疑的损伤。19 例从前未被认出的骨折通过获得核素摄取增加区的放射照片而识别。此外，48 例中有 66 处摄取增加的假阳性区。48 例中，6 例因为骨扫描的结果而改变了他们的矫形外科治疗，虽然这些治疗常是没有移位骨折的单纯石膏固定。由此可见，放射性核素扫描对任何原因引起的多发伤儿童仍是一种有价值的筛查工具。在某些情况下，骨扫描能用于鉴别骨骼骨化的正常变异（正常摄取）和骨折（摄取增加），特别是在肢体或脊柱存有疼痛的区域。摄取增加区需做进一步的影像学检查以决定是否需要矫形外科治疗。

（5）磁共振成像（MRI）：MRI 主要用于发现脑、脊柱和脊髓的损伤。在幼小儿童，骨性脊柱比脊髓有更大的柔软性。因此，没有明显脊柱骨折的多发伤儿童，特别是汽车事故，可能发生脊髓损伤。对没有 X 线摄片异常的脊髓损伤（SCIWORA）综合征，MRI 在显示脊髓损伤的部位和程度及确定椎间盘或椎体环状骨突损伤的平面均是有价值的。通过椎体环状骨突的骨折与通过骺板的长骨骨折相似，且在 X 线片上可能显示不清。有报道，对意识迟钝和插管的儿童创伤患者，MRI 能更快排除颈椎损伤，因而减少其住院时间和费用。

对膝关节损伤的评估，特别是有关节积血时，MRI 也是有用的。如果膝关节穿刺有血，MRI 能帮助诊断交叉韧带或半月板损伤。此外，在常规放射照片上不能看见的软骨骨折也可经 MRI 证实。

（6）超声波检查：超声波检查是检出创伤后腹腔积血的一种精确方法。有些创伤中心，用一系列的超声波检查监测多发伤儿童的肝、脾、胰和肾损伤，已取代腹膜灌洗和腹腔镜检查。超声波检查的问题之一是完全依赖操作者个人的主观判断。而且不像 CT，超声波检查不能用来排除骨盆骨折。因此，CT 更常用于评估和监测多发伤儿童的脏器损伤。CT 和超声波检查的比较研究，证明了 CT 对诊断多发伤儿童脏器损伤的优越性。

六、儿童多发伤中的非矫形外科情况

（一）头部损伤

1. 预后情况

儿童多发伤中头部损伤比矫形外科损伤更为常见。Letts 等报道，一组 494 例儿童多发伤患者中，闭合性头部损伤占 17%，颅骨骨折占 12%。而 Schalamon 等报道，头部和颈部损伤占儿童多发伤患者的 87%。已清楚地证明，儿童严重头部损伤的恢复较成人更快且更完全。即使昏迷几小时至几天的儿童，常可完全恢复其运动功能。但是轻度的智力或学习缺陷可持续存在，因而对有头部损伤和昏迷的儿童需考虑做教育测试。与功能恢复差和严重持久的神经系统缺陷相关联的两个因素是，入院时低氧饱和度水平和头部损伤后 72 小时 GCS 评分低。因为头部损伤儿童经长距离转送，在伤后 4 小时之内清除脑部血肿是困难的。

尽管大多数儿童头部损伤后有很好的运动功能恢复，仍常遗留一些缺陷。许多遭受创伤性脑损伤（TBIs）的儿童不易被察觉残留认知限制，倾向于高估他们的智能。以前有过创伤性脑损伤（TBI）的儿童也常有行为问题，存在行为问题时可预见未受伤同胞兄弟姐妹的行为问题。Greenspan 和 Mackenzie 报道，他们组的病例中，55% 儿童于随访 1 年时有一种或多种健康问题，其中许多是相对不严重的。32% 患者有头痛，13% 肢休有问题。下肢伤合并头部损伤可导致更高的残留问题率。

因为头部损伤的儿童比受同样损伤的成人有更乐观的前景，矫形外科的治疗应想方设法及时进行。矫形外科医生应将矫形外科治疗建立在假定神经系统能完全恢复的基础之上。等待儿童从昏迷中清醒是不恰当的昏迷的儿童完全可以耐受麻醉。着手对矫形外科损伤的治疗进行设计要求假定儿童神经系统能获得完全恢复，可获取尽可能完善的矫形外科的结果。除非设想神经系统能完全恢复而治疗肌肉骨骼损伤，否则长骨骨折可愈合在成角或短缩位置。一旦神经系统开始恢复，主要的功能缺陷将来自处理上有问题的矫形外科损伤。

2. 颅内压

头部损伤后，通常要监测颅内压以防颅内压过高，颅内压过高可导致永久伤残或死亡。正常颅内压不超过 15mmHg，头部损伤后应采用各种办法保持颅内压低于 30mmHg。为此可采用抬高床头 30°、降低二氧化碳分压（PCO_2）和限制静脉输液来完成。辅助呼吸可用于降低 PCO_2，帮助减少脑水肿。尽管有多发伤，若进行外周输液，也推荐限制液体。现已证明，多器官系统损伤患者，血清去甲肾上腺素升高与头部损伤的严重度有密切联系。

多发伤儿童长骨骨折部位的活动将引起颅内压升高。因此在确定性骨折治疗实施之前，长骨骨折需固定，以限制骨折的活动。初期骨折固定通常采用夹板或石膏管形或对股骨干骨折采用牵引来完成。应用外固定或内固定被认为能强有力地帮助控制颅内压升高。骨折固定也利于邻近软组织损伤处更换敷料，同样也允许在影像学检查和其他治疗时进行院内搬动。

3. 头部损伤对矫形外科方面的继发影响

即使急性期已过去，头部损伤对肌肉骨骼损伤的处理仍有后期的影响。持续性痉挛、挛缩的发展、在软组织中的异位骨形成和改变骨折愈合率均是儿童头部损伤的遗患。

（1）痉挛：痉挛可以在头部损伤几天内出现。如果牵引或夹板或石膏固定正在应用，痉挛的早期影响是引起长骨骨折部位短缩。如果在管形石膏中骨折发生移位或短缩，骨折端可以在骨与石膏间产生压迫点，导致皮肤在骨折部位破溃，有较大的深部感染危险。即使股骨骨折用了骨骼牵引，当痉挛状态超过牵引力量时，仍可发生骨折短缩和移位。一旦痉挛状态发展和长骨骨折移位，需要内固定或外固定以维持满意的复位。一旦痉挛成为骨折复位的干扰时就应手术固定，因为头部损伤能加速骨折愈合。

（2）挛缩：肢体持久的痉挛常导致痉挛肌肉跨越的关节继发挛缩。挛缩能很快发展，当儿童在ICU病房时，早期预防性牵拉或夹板固定就应该开始。无选择多群肌肉活动能用于帮助预防这些早期挛缩。如果儿童髋关节和膝关节伸直位卧床，通常足在踝关节处会有明显的跖屈。如果髋关节和膝关节屈曲，足在踝关节处更容易背屈，所以部分时间按此法摆放体位将预防早期发展成马蹄挛缩。牵拉和夹板在预防挛缩上常常是有效的，如果挛缩发展可能需用石膏。如这些措施不成功且妨碍康复，应毫不犹豫手术治疗这些挛缩。

（3）异位骨形成：头部损伤伴持续昏迷几周后异位骨便可在肢体软组织内形成。任何关节均能受影响，最常见的部位是髋关节和肘关节。一些证据表明，外科手术切口能刺激异位骨形成。一位头部损伤的青少年，曾做过顺行扩髓髓内针固定股骨骨折手术，后来发现限制髋关节活动的异位骨在插针位置上形成。昏迷发生几周后碱性磷酸酶突然升高，即使与骨折同时存在，也可能意味着异位骨正在形成，细心检查肢体是必要的。^{99m}Tc 骨扫描显示在异位骨形成部位的软组织核素摄取增多，如注意到昏迷儿童的肢体有新的肿胀，应考虑做影像学检查，应考虑的其他诊断是新的长骨骨折和深静脉血栓形成。

对受伤儿童异位骨化形成的处理，观察和切除是两个主要的方法。如果儿童保持昏迷，通常很少做治疗。如果早期已做出异位骨化形成的诊断，没有结论性资料支持药物治疗。然而，一旦早期诊断成立，应用水杨酸盐或非甾体抗炎药物阻止一些异位骨化形成可能是有用的。如果儿童头部损伤已得到恢复且异位骨不妨碍康复，没有干涉的必要。如果异位骨明显限制关节活动度，应切除异位骨。异位骨切除的时机有些争论，但不管何时，只要异位骨明显妨碍康复就应考虑切除，而不是等待 12～18 个月一直到异位骨成熟才切除。手术切除后，术后早期需采用局部低剂量放射治疗或药物治疗（水杨酸盐或非甾体抗炎药）预防，以减少复发危险。Mital 等报道，切除后应用水杨酸盐 40mg/（kg·d）分次服用，术后使用 6 周，成功预防了异位骨复发。

（4）骨折愈合率：合并有头部损伤的儿童和成人，长骨骨折愈合更快。现已证明，多发伤昏迷患者比合并有同样长骨骨折的清醒患者有更高的血清降钙素水平，但这个发现如何影响或是否会影响骨愈合仍不清楚。

（二）周围神经损伤

虽然在多发伤儿童中创伤性脑损伤（TBI）是神经系统缺陷的最常见原因，但在康复过程中也应考虑周围神经损伤。对一组儿童脑损伤的临床回顾中，7%有由电生理检查提供的合并周围神经损伤的证据。闭合性损伤中，骨折或肢体牵拉伤常典型地合并周围神经损伤。因为这些损伤常能自发恢复，大多数病例符合观察指征。然而，如果神经损伤在开放骨折平面，则需要显露神经。在儿童神经损伤后应予以观察，如果2～3个月功能不恢复，应做电生理检查。重要的是识别这些损伤，因为年幼患者采用神经移植手术修复周围神经损伤可获得极好的神经功能恢复机会。

（三）腹部损伤

有研究报道儿童多发伤中腹部损伤占8%～27%。腹部肿胀、压痛、挫伤均为损伤体征。作为初期评估腹部损伤的方法，CT检查已被腹膜灌洗或腹腔镜所逐渐代替。如果儿童在事故中已经戴上安全带，不管挫伤是否明显，腹部损伤都比较常见。Bond等指出，多发性骨盆骨折（80%）常合并腹部或生殖泌尿系统损伤，而儿童的年龄或损伤机制与腹部损伤发生率却无关。虽然肝脏和脾脏损伤更为常见，有报道22%儿童因创伤发生胰腺炎。

治疗肝脏和脾脏裂伤通常用非手术治疗，采用监测血细胞比容、经常反复的腹部检查、一系列的CT检查或超声波检查。一旦儿童的全身情况已稳定，儿童能平稳地耐受全身麻醉，不应因存有非手术治疗的腹部损伤延误骨折治疗。

（四）生殖泌尿系统损伤

生殖泌尿系统损伤在儿童多发伤人群中少见，Letts报道其发生率为1%。然而，已有报道，儿童骨盆骨折中生殖泌尿系统损伤者占9%～24%。大多数膀胱和尿道损伤合并前骨盆环骨折。这种损伤在男性更多见，且通常发生在尿道球部，但膀胱、前列腺和尿道的其他部位也可损伤。在女孩骨盆骨折并发的损伤虽然少见，但是常合并严重损伤，包括阴道和直肠损伤，出现关于节欲、结构狭窄和分娩等远期问题。如果髂骨翼移位或骨盆环形状改变，在女患者中，为了重建产道需要复位这些骨折。有过骨盆骨折的年轻妇女剖宫产比率增高。有移位骨盆骨折的青春期妇女，应告知经阴道分娩的潜在问题。如损伤严重，肾脏损伤也可发生，但大多数伴有骨盆骨折的泌尿系统损伤均发生在输尿管的远侧。

（五）脂肪栓塞和肺栓塞

虽然脂肪栓塞和急性呼吸窘迫综合征在成人多发长骨骨折中相对常见，但在幼小儿童则少见。当脂肪栓塞发生时，其体征和症状与成人相同：腋窝部淤斑，血氧过少，在骨折后几个小时内出现肺浸润的X线摄片改变。有的儿童很可能在多发骨折后逐步出现某种程度的血氧过少，但脂肪栓塞的全部表现均是突然发生。如果多发骨折不伴头部损伤患者发生意识和定向方面的改变，血氧过低很可能是其原因，动脉血气检查对决定下一步处理是必要的。骨折后精神症状改变的其他主要原因为麻醉药品的过度使用。

如果脂肪栓塞是通过动脉氧化低水平得到诊断，治疗与成人相同，通常采用气管内插管、正压换气和静脉内液体水化作用。早期骨折固定、静脉内给予乙醇或高剂量皮质类固醇对多发伤儿童脂肪栓塞的作用尚未得到很好研究。

深静脉血栓形成和肺部的血栓栓塞同样是少见的，但在儿童有报道。以前儿童创伤合并肺栓塞很少报道，但近期文献报道有所增加。深静脉血栓形成和肺栓塞的危险性随着较大儿童、较高的创伤严重评分（ISS）和中央静脉导管放置而增高。

（六）营养需要量

儿童多发伤患者有高热量的要求。如果受伤儿童需要几天呼吸机支持，要通过管饲或中央静脉导管摄入热量以避免分解代谢、促进愈合和帮助预防合并症。儿童基准热量需要以儿童的体重和年龄为依据确定。现已证明，在儿童 ICU 病房应用机械换气的儿童需要该年龄和体重的 150% 基础能量或热量需要量。儿童在急性损伤期每天氮需要量是 250mg/kg。

七、多发性损伤儿童的矫形外科处理

（一）时间的选择

因为骨折很少威胁生命，所以当儿童的全身情况稳定时，做初期矫形外科处理，通常采用夹板固定是足够的。Loder 报道，78 例儿童多发伤中，在伤后的 2～3 天行早期手术固定骨折，可缩短住院时间、缩短在 ICU 病房停留时间和缩短呼吸机辅助时间。此外，那些在伤后 72 小时内行手术治疗骨折的患者更少发生并发症。在一篇更新近的研究中，Loder 等报道，晚期（72 小时之后）治疗骨折，固定术趋向于有更高的并发症发生率（包括肺部并发症），但这种差别未达到统计学意义。在更新近的研究中，年龄＞7 岁和改良创伤严重评分法（MISS）分值≥140 是固定术的并发症发生率高的预兆。在一组成人和儿童混合组，对以钝性创伤和严重头部损伤为背景的患者，做了早期（24 小时之内）和晚期（24 小时之后）骨折固定的对比研究。

（二）骨盆骨折

在儿童和青春期多发伤中骨盆骨折是常见的，有报道高达 7% 的儿童被转送到一级地区创伤中心。成活与损伤严重程度评分（ISS）和医院类型有关。在两组病例中，60%～87% 的骨盆骨折均为行人被机动车撞击所致。其他常见机制包括乘客的机动车事故（MVA）或从高处坠落所致。虽然这些骨盆损伤中的大多数是稳定的，但有报道，不稳定型高达 30%。

有报道，中枢骨骼损伤与医院重症监护最有关联，且比其他损伤组合有更高的死亡率。Silber 等报道，在一组 166 例骨盆骨折患者中，合并重要的头部损伤者占 39%，胸部创伤占 20%，内脏或腹部损伤占 19%，死亡率为 3.6%。在该组病例中，12%（20/166）有髋臼骨折，而另一组病例中，62%（8/13）骨盆骨折儿童有其他矫形外科损伤。

出血（不论是在骨折附近腹膜后还是在损伤内脏腹膜的出血）可立即威胁生命。然而，儿童骨盆骨折的死亡好像更常由合并的头部损伤引起，而不是邻近内脏或血管损伤所致。

有报道尿道损伤在儿童比成人更少见，前骨盆环骨折是尿道损伤的主要原因。双侧前部和后部骨盆骨折最可能引起严重出血，但是在儿童因失血而死亡的并不常见。坐骨神经或腰骶神经根损伤可能是通过垂直剪力骨折伴骨盆移位造成的。一组儿童骨盆骨折的回顾性研究显示，非矫形外科损伤合并骨盆骨折导致长期残疾或死亡者占患者的 31%（11/36）。大多数儿童骨盆骨折采用非手术治疗。可是，在儿童或青春前期，外固定用于闭合明显移位的耻骨联合分离，或在输送和其他治疗时通过稳定骨盆来控制出血。外固定不能复位垂直剪力骨折，但当儿童的情况稳定时，提供稳定性对控制出血是有帮助的。手术治疗 10 周能愈合且并发症发生率低。

（三）开放性骨折

1. 背景

大多数儿童的严重开放性骨折是由包括车辆在内的高速度钝性损伤造成的。穿透伤在儿童比成人更为少见，可是，低能量钝性损伤能引起骨折附近的皮肤刺伤，特别是移位的桡骨、尺骨和胫骨骨折。多发伤儿童接近 10%的骨折是开放性的。当开放性骨折存在时，25%～50%患者有包括头部、胸部、腹部和其他肢体的附加损伤。

2. 创伤分类

用于描述开放性骨折邻近软组织的分类是基于 Gustilo 和 Anderson 和 Gustilo 和同事们所描述的系统。在这个分类系统中，被考虑和分级的主要因素是伤口大小、伤口污染程度和是否合并血管损伤。

（1）Ⅰ型：Ⅰ型骨折通常是由骨尖刺伤皮肤造成（从里到外）。伤口＜1cm，有轻度局部软组织伤或污染。

（2）Ⅱ型：Ⅱ型伤口一般＞1cm，典型地合并横行或斜行骨折，伴有轻度污染。有邻近组织损伤，包括皮瓣或皮肤撕脱，且通常有邻近软组织成分中度碾压。无须植皮或皮瓣覆盖伤口。

（3）Ⅲ型和亚型：最严重的开放性骨折为Ⅲ型，并分成Ⅲa、Ⅲb 或Ⅲc 3 个亚型，以表明损伤增加的程度。典型的骨折是由高速度创伤造成并且合并广泛软组织损伤、大的开放伤口和严重的伤口污染。Ⅲa 型骨折，有软组织覆盖骨面，常为多段骨折。Ⅲb 型骨折，骨面暴露于骨折部位，治疗上典型地需要皮或肌肉覆盖骨面。Ⅲc 型骨折的定义是受伤肢体合并有主要动脉损伤，而不管其伤口大小或其他软组织损坏程度。虽然这些损伤通常合并广泛的软组织缺失和污染，但是事实上，一些Ⅲc 型骨折病例甚至仅有一个小伤口。

这种分类已广泛应用，并已表明在成人与损伤的遗留病变相关，包括潜在感染、延迟连接、不连接、截肢和残留损害。在儿童Ⅲ型骨折的最终的功能结果似乎好于成人，这可能由于他们有更好的周围血管供应。

（四）其他治疗方法

儿童开放性骨折的治疗与成人开放性骨折的治疗相同。主要的目的是预防伤口和骨折部位感染，同时允许软组织愈合、骨折连接和最终恢复最佳功能。初期急症治疗包括复苏的 ABCs（即气管管理、呼吸支持、人工循环），应用无菌的聚乙烯吡咯烷酮碘敷料和初步骨折对位和夹板固定。如有大出血则应用加压包扎以限制失血。在急症室，因要对每个伤口进行全面检查，应戴上口罩和手套。预防破伤风，静脉给予首次抗生素剂量。如果患者的免疫状况不详或自从最后一次给药以来已超过 5 年，应肌内注射破伤风类毒素 0.5mL。第二阶段的处理是初期外科处理，包括初期的和（如必要）重复的开放骨折区域的组织清创术，一直到全部伤口显示均有活力为止。这时给予复位并固定骨折。如果骨端无有活力的软组织覆盖，应考虑用肌瓣或皮瓣覆盖。在某些患者封闭负压引流技术（VAC）治疗对促进伤口愈合和避免做皮瓣覆盖可能是一种有用的辅助。已证明 VAC 能缩短开放性骨折的伤口愈合时间。处理的第三阶段是，如果已发生骨缺损需做骨重建，最后是儿童的康复。

（1）培养：以前的研究证明，常规伤口培养阳性与伤口感染很少有联系。Lee 报道，清创前培养和清创后培养都不能准确预测开放性骨折感染的危险。他指出，仅 20%（24/119）清创前培养阳性的伤口和仅 28%（9/32）清创后培养阳性的伤口发生感染。虽然清创后培养更能预测感染，但是这些培养能确认病原菌的仅有 42%（8/19）。Valenziano 等发现，到创伤中心时做培养也没有意义，28 例阳性培养中发生感染的仅有 2 例（7%），而与其相比的 89 例初期培养阴性的发生感染的有 5 例（6%）。发生感染的 7 例中初期培养为阳性者仅有 2 例。开放性骨折无须做常规培养。只有在手术时患者有感染的临床证据时才应该做培养。

（2）抗生素治疗：抗生素治疗减少儿童开放性骨折的感染危险性。Wilkins 和 Patzakis 报道，开放性骨折后没使用过抗生素的 79 例中感染发生率为 13.9%，而已用抗生素预防、伤情相似的 815 例中感染发生率为 5.5%。现已表明，70% 儿童开放性骨折有细菌污染，为革兰氏阳性菌和革兰氏阴性菌两种。我们一般限制抗生素使用至开放性骨折手术治疗后 48 小时。

对所有 I 型和一些 II 型骨折，我们用第一代头孢菌素 [头孢唑林 100mg/（kg·d），q8h，每日最大剂量为 6g]。对更严重的 II 型骨折和 III 型骨折，我们合并应用头孢菌素和氨基糖苷类 [庆大霉素 5～7.5mg/（kg·d），q8h]。

对严重污染骨折，应用头孢菌素和氨基糖苷类再加用青霉素 [150000U/（kg·d），q6h，每日最大剂量为 24000000U]。所有抗生素均静脉给药共 48 小时。在完成静脉给予抗生素后，如开放性骨折部位仍有明显的软组织红斑，有时口服抗生素。在治疗期间为减少耳毒性危险，在给药 4 次或 5 次（和剂量需做调节时）应检查庆大霉素水平。

后期手术的围术期还得再给药 48 小时，例如重复冲洗和清创、延迟伤口缝合、骨折开放复位和内固定和继发性骨重建手术时。

（3）清创和冲洗：在手术室清创和冲洗是儿童开放性骨折初期处理的最重要步骤。如果儿童开放性骨折超过 6 小时后再做清创和冲洗，感染发生率明显增高。可是一组多中心报道表明，开放性长骨骨折后总的感染率为 1%～2%，伤后 6 小时内和伤后 6～24 小时进行冲洗和清创治疗的两组患者之间的感染率没有差别。另一组儿童 I 型开放性骨折的研究报道，非手术治疗的感染率为 2.5%。这两组感染率低的一个可能的理由是这两组病例均早期静脉使用了抗生素。尽管延迟至 24 小时仍未显示出有关感染率的不利结果，但是，为减少软组织被膜遭受损伤，早期进行冲洗和清创可能是必需的。清创需要细心、系统地完成，从伤口中清除所有的异物和失活组织。典型的清创顺序：①从伤口边缘切除坏死组织；②延长伤口以充分显露骨折端；③伤口边缘清创至出血组织；④切除坏死皮肤、脂肪、肌肉和污染的筋膜；⑤需要时做筋膜切开术；⑥彻底冲洗骨折端和伤口。

因为缺血肌肉的继发感染是伤口处理和愈合的大问题，所以对缺血肌肉应做广泛清创，直至边缘出血和用镊夹时有收缩的肌肉为止。

当清创和冲洗开放性骨干骨折时，显露骨折近端和远端以允许直视下检查和彻底冲洗和清创。常需要延长开放伤口，医生细心地用刮匙或小咬骨钳清除失活的骨碎片和污染的骨皮质。对于可能不能存活的骨碎片，应该清除还是留在原处需做判断。没有软组织相连的小骨片应予以去除，而非常大的骨片如果没有明显污染则可保留。大段骨缺损重建时儿童比成人有更好的预后，因为儿童骨再生的潜力更大，他们的肢体有更好的血管供应。识别骨折部位附近的主要神经血管结构并予以保护。当所有污染、坏死和缺血组织已被切除；骨端干净并有出血的边缘；仅有活组织衬垫伤口床时，清创即完成。

虽然用大口径的膀胱镜检查管灌洗是一种替代办法，但是学者通常还是使用一种灌洗系统，用生理盐水冲洗开放性骨折。医生对下肢常规用 9L 溶液，而在上肢因为间隔体积较小只用 6L。

清创和冲洗完成后，应用局部的软组织覆盖神经血管结构、肌腱和骨端。如果局部软组织覆盖不充足，应考虑做局部肌瓣或其他覆盖方法，包括 VAL。术中为检查骨折而延长的切口可做初期缝合。外伤的伤口或者保留敞开以利于引流或者放置一根或多根引流管后缝合伤口。保留开放的伤口可用湿聚乙烯吡咯酮碘或盐水敷料换药。典型Ⅱ型和Ⅲ型骨折常规每48～72小时重复1次手术，以反复冲洗和清创，直到伤口清洁和组织有活力为止。这种循环一直重复到伤口能缝合或断层皮肤移植或应用皮瓣覆盖伤口为止。如果需要皮瓣覆盖，最好在伤后1周内完成。

（4）骨折固定：儿童开放性骨折固定减少疼痛，防止软组织被膜进一步损伤，减少细菌扩散，对早期软组织覆盖的稳定性很重要，并可改善骨折愈合率。

儿童开放性骨折固定原则包括允许接近软组织伤口和肢体清创和更换敷料，适当时允许负重和保留邻近关节全部活动度以使其功能完全恢复。

石膏或夹板能用于固定Ⅰ型骨折和偶尔用于伤口相对小和软组织受累轻的Ⅱ型骨折，这类损伤包括上肢桡骨和尺骨或下肢的胫骨。但是采用这种闭合治疗，处理软组织困难，当肿胀消退时对位不良常见。夹板或石膏固定通常对不稳定Ⅱ型和Ⅲ型损伤是不满意的。

前臂骨干骨折，在桡骨和（或）尺骨弹性髓内钉常能提供足够的骨折稳定性，以允许通过石膏或夹板更换敷料。不论桡骨还是尺骨骨折复位不稳定时，医生喜欢用2～4mm直径钛制弹性髓内钉固定前臂开放性骨折。因为尺骨髓腔是直的，选用的髓内钉至少是髓腔最狭窄处直径的80%，而桡骨用的髓内钉通常是最狭窄髓腔直径的50%～60%。尺骨髓内钉是顺行插入，而桡骨髓内钉则从在远侧桡骨骺板的近侧逆行插入。在骨折愈合后髓内钉容易拔除。

对远侧前臂骨折，经皮穿刺针固定桡骨（偶尔为尺骨）通常是可行的，并能提供足够的稳定性。如此固定后，短臂石膏通常足以维持恰当的轴线对位。3～4周可在诊所拔针，但石膏应用共6周。

对大多数开放性股骨骨折也应用弹性髓内钉。对Ⅲ型骨折，特别是存有大块或污染的软组织损伤时，需做外固定。转子部的顺行钉越来越普及。10岁以上（包括10岁）儿童或50kg以上（包括50kg）儿童均可考虑实施。

对于大多数儿童开放性胫骨和股骨骨折的治疗选择，弹性髓内钉固定已替代了外固定。髓内钉固定和外固定两者均允许清创和更换敷料和任何需要软组织重建的伤口显露。可是，应用外固定伤口显露可能受到限制，特别是存在广泛软组织损伤时。通常髓内钉更易被患者和家属所接受，特点是无须要每天护理，留下更多的美容瘢痕，且是均匀负重器械。横行或短斜行骨折应用髓内钉固定后，儿童能耐受时允许负重，但粉碎性或螺旋形骨折术后4～6周负重时应加以保护。

骨折伴有节段性骨缺损更适于外固定，环形固定甚至可用于在此情况下行骨移植。外固定允许损伤后相对早负重。对大多数骨折单平面支架是最好的，而且相对容易应用。对于骺端和骨干的某些节段性骨折，和软组织损伤一样，环形固定可能是最好的选择。

采用开放复位和内固定治疗开放性关节内骨折。如果可能，固定应平行于（和避免）骺板。在此情况下常用套管螺钉。螺钉或螺纹针决不应穿过骺板置放。如果需要穿过骺板固定，则应选用光滑的针，伤后3～4周应予以去除以降低骨组织生长混乱的危险。

累及干骺端和骨干两部位的骨折，行开放复位和内固定可合并应用外固定。对骨骼未成熟儿童的骨干骨折，医生宁愿用弹性髓内钉而不用加压钢板内固定治疗Ⅰ型、Ⅱ型和一些Ⅲ型骨折。髓内固定或外固定治疗Ⅲb型骨折的优越性尚未确定。对浮动关节，通常是膝关节或肘关节，学者经常采用手术固定骨折的两端。

（5）伤口处理：每2～3天做一次有顺序的冲洗和清创，直到伤口干净且所有保留的组织均显示有活力为止。在初期外科处理时做骨折固定有利于伤口处理。学者更喜欢在伤后 5～7 天之前采用软组织覆盖开放性骨折和邻近软组织缺损，以降低后来发生感染的危险性。大多数 I 型伤口采用局部更换敷料可达愈合。对一些 II 型和IIIa 型骨折，学者采用延期闭合伤口或在肌肉上行断层皮肤移植覆盖。

IIIb 型和IIIc 型骨折时大量软组织缺失是最常见的问题。在胫骨近端，可能需要整形外科医生采用腓肠肌旋转肌瓣，接着用皮肤移植II 期覆盖肌肉。在小腿中 1/3，应用比目鱼肌瓣并以皮肤移植覆盖，如果局部覆盖不充足，需做带血管的游离肌肉移植。为覆盖远侧 1/3 胫骨，特别对青春期儿童，虽然做游离瓣有 60%术后并发症发生率，但却是可行的。VAC 有时可减少游离组织移植的需要。VAC 能将需做游离移植的伤口转变成需做断层皮肤移植伤口，或许能完全愈合。

用于重建严重创伤的组织瓣和移植物，不是肌瓣就是复合组织。大块软组织和骨缺损，常需做肌肉和骨的复合组织移植。如果有血管化良好的肌瓣作为基床，年幼儿童更有可能用自体骨移植填充骨缺损。游离瓣，特别是背阔肌游离瓣常用于胫骨中段和胫骨远段区域，以降低感染率和提高愈合率。带血管腓骨移植在急症很少用于重建骨缺损，但在软组织愈合后是可以应用的。

对儿童严重骨缺损这种少见的病例，学者根据年轻骨膜和骨的愈合能力和儿童肢体的血管供应，应用外固定保持骨短缩 1～2cm 以减少骨缺损的大小。正在生长的儿童，在这些严重创伤后的 2 年，预期能过度生长 1～2cm，所以最后腿的长度是令人满意的。自体骨移植早期可被应用，但是如果这个部位尚有存活的骨膜，自发的骨形成常非常坚实，从而可不必行骨移植。青少年骨缺损，一旦软组织愈合，虽可考虑应用同种骨移植或带血管腓骨移植，但学者更喜欢的重建方法是应用单平面延长器或 Ilizarov 延长器行骨运输术。

（6）截肢：在儿童，一般应该设法尝试保存所有的肢体，甚至对在成人需做初期截肢的IIIc 型开放性骨折也是如此。成人不愈合的伤口和骨折在儿童愈合令人满意。在年幼儿童保留肢体长度和骺板很重要。虽然在成人肢体毁损严重程度评分（MESS）与需要截肢密切相关，而在儿童则相关性较小。一组病例中，MESS 预测儿童肢体截肢或挽救成功率的占 86%（31/36），挽救肢体的准确度为 93%，而截肢肢体准确度仅为 63%。

如果截肢绝对需要，应尽可能保留更多的长度。例如，如果儿童在 7 岁时做膝下截肢，保留了胫骨近端的骺板，到骨骼成熟时胫骨残端预期能多长 7.62～10.16cm。如此，在骨骼未成熟儿童，即使非常短的胫骨残端到骨骼成熟时也可以生长到适当的长度。因此，在受伤时短的膝下截肢最后的功能将可能优于膝关节离断。

虽然截肢治疗先天性肢体缺损通常是在关节部位完成，以避免残端的骨刺突形成（过度生长），如果因为严重创伤需要截肢时，学者更喜欢保留最大可能的长度。

（7）其他骨折的处理：当把开放性骨折儿童带进手术室做开放性骨折的冲洗和清创时，矫形外科医生也可以利用这个机会治疗其他骨折，不管是需要手术治疗还是闭合复位石膏固定的。为便于患者治疗和康复，大多数患者的长骨骨折行手术治疗。

八、骨折的固定

（一）固定的益处

骨折固定为多发伤儿童提供了许多非矫形外科的益处。这些潜在的益处是：患者容易活动，容易护理，减少压疮的危险和更容易处理伤口。肺挫伤在伤后前几天常导致呼吸问题。如果肺部已有严重挫伤，蛋白渗进肺泡间隙，通气更加困难，且可被严重创伤后常见到的全身炎症反应综合征所加重。随后发生表面活性剂功能不良，在呼吸衰竭患者最严重。随着伤后时间的增加，肺功能恶化和全身麻醉变得更为危险。在这种肺部疾病恶化之前进行矫形外科手术治疗可减少这类患者的麻醉危险。在严重肺挫伤和多发性骨折患者，体外的生命支持可能是唯一维持患者存活的手段。

在成人多发性骨折，早期手术固定可减少作为骨折非手术治疗一部分的卧床休息所合并的肺部和其他内科并发症。Poole 等报道，早期骨折固定简化了患者的治疗，但是明显胸部创伤患者的肺部并发症并未被预防，且头部损伤的病情未好转。但是大多数成人创伤中心仍遵循早期骨折固定的医疗方案。在儿童，内科并发症较不常见，所以推荐强制早期骨折固定更难得到支持。但仍然应提醒矫形外科医生注意，胸部有挫伤或肋骨骨折则可能合并肺挫伤。初期的 X 线片可能未清晰显示肺实质损伤程度，在手术治疗骨折期间，评估这些患者的麻醉危险时动脉血气分析更为有用。

（1）时间的选择：初期复苏时需用夹板。多发性闭合性骨折的儿童，一旦情况稳定应迅速进行终极治疗。Loder 报道，多发伤儿童在伤后前 2 天或 3 天内手术固定骨折并发症较少，在医院和 ICU 病房停留时间较短，呼吸机辅助呼吸时间较短。Loder 等的近期研究报道，72 小时后治疗的骨折趋向于有更高的并发症发生率。虽然影响多发伤的预后的因素除了手术时间的选择外，还有其他因素，但是手术时间的选择是能被外科医生控制的，当在条件允许时，2～3 天完成骨折固定似乎是最恰当的。

（2）手术固定：应用于多发伤儿童手术固定的方法，通常依训练、经验和矫形外科医生个人的偏爱而定。最常用的方法是髓内钉固定、外固定、加压钢板和带锁钢板，克氏针或斯氏针可与管形石膏并用。

（3）髓内钉固定：应用 2～4mm 直径弹性髓内钉固定上肢和下肢长骨骨折的情况已有所增加。髓内钉最常用于青春期患儿的不稳定闭合性桡骨和尺骨骨折和 5 岁与骨骼成熟年龄之间的股骨干骨折。粗隆部顺行穿钉常可用于 10 岁或 10 岁以上儿童或那些粉碎性股骨骨折患者。胫骨也能用髓内钉固定，用于儿童开放性骨折、多发伤、"浮膝"损伤（同时发生股骨骨折）或高能量、不稳定损伤（特别在青春期期间）。肱骨干骨折有"浮肩"或"浮肘"时能用髓内钉固定。

前臂骨折髓内钉固定的常见适应证包括不稳定骨干骨折（特别是在青春期）和开放性骨折。前臂骨折通常能闭合复位，在 X 线透视下将髓内针穿过骨折部位以稳定骨折。一组研究中，用髓内钉固定治疗闭合性前臂骨折患者中的 23%（10/43）需做开放复位。尺骨髓内钉顺行方式置入，从近侧干骺端外侧区域或鹰嘴末端插入。桡骨髓内针逆行插入，在插入之前应使其形状与正常桡骨弓形一致。进钉点位于桡骨远侧骺板的近侧，而钉从桡骨远端的桡侧面或背侧面（Lister 结节略偏尺侧）插入。在年幼儿童，仅用器械固定桡骨或尺骨即可达到稳定骨折的目的，但在青春期则更常需固定两骨。髓内钉固定开放性骨折可减少复位的丢失率。一组病例中，尺桡两骨或仅有桡骨用髓内钉固定的 27 例全部复位，与其相比较，当仅尺骨髓内钉固定时有 32%（7/22）患者没有复位。高失败率可能由于在本组病例中用于固定尺骨的针直径太小（1.6～2.0mm）。为进一步固定需用管形石膏。

在植入 6～12 个月后，植入物容易从腕部和肘部取出。尽管弹性髓内钉固定儿童前臂骨折的效果很好，但年幼患者桡骨和尺骨有显著的重新塑形能力，所以不是所有骨折均需解剖复位。闭合复位和管形石膏固定可能已经足够了。多发伤患者移位的远侧前臂骨折，采用闭合复位和经皮穿针固定治疗常能取得满意效果，可为采用短臂管形石膏固定的患者提供足够的稳定性。

在一组采用前臂骨折髓内钉治疗的 20 例儿童患者中，虽然在随访时 95%（19/20）患者取得优或良的结果，但是 50%患者有并发症，包括复位丢失、感染、髓内针移动、神经损伤和延迟连接。另一组病例中，采用髓内针治疗前臂骨折的 80 例患者中，有 6 例（7.5%）发生间隔综合征。该研究指出，其危险因素是增加手术时间和增加术中应用 X 线透视检查。

如果弹性髓内钉用于股骨，最常用的方法是在股骨远端骺板近侧 2～3cm 干骺端区的内侧和外侧逆行穿钉。应用两根钉在骨折部位交叉并分别紧嵌于股骨颈基部和大粗隆基底部。钉的直径通常是股骨峡部髓腔直径的 40%，钉最大号为 4～4.5mm。可采用骨折支架，特别是对股骨近 1/3 骨折或严重粉碎性骨折患者，以帮助控制骨折部位的旋转和让患者在早期走路时感到舒适。但是，术后不必使用石膏。植入物一般在骨折 1 年之内去除。一组研究显示，粉碎性骨折和体重超过 100lb 的儿童，股骨髓内针固定有更多的并发症；另一研究指出，手术时 10 岁或 10 岁以上儿童有更高的并发症发生率。

不建议应用扩髓顺行髓内钉治疗小儿人群的股骨干骨折，因为会导致股骨近端骺板闭合。幼小儿童在梨状窝插钉可妨碍股骨骨骺的血管供应，可以引起大粗隆生长停止（即出现骨突并因此产生髋外翻），或妨碍股骨颈基部的接合部的骨生长，因此，这个变薄的部位有可能易于发生儿童股骨颈骨折。一些学者提倡，刚性髓内钉可以大粗隆顶端为进钉点。虽然大粗隆顺行髓内钉的应用正日益普及，但是仍然没有充足资料进一步证实这种方法的安全和功效。

弹性髓内钉固定胫骨干骨折正变得越来越常用。当前最常用的适应证是青春期患儿的开放性骨折、"浮膝"损伤和不稳定的骨干骨折。钉采用顺行方式插入，内侧和外侧的进钉点在骺板的远侧并避开胫骨结节。和股骨骨折一样，钉的直径是髓腔最狭窄处的 40%，最大钉的大小为 4～4.5mm。虽然初期可应用夹板以允许处理合并开放骨折或脱套伤患者的伤口，但是，为了舒适，在手术后 4～6 周常应用短腿行走石膏或骨折长筒靴。

（4）加压钢板：一些学者提倡应用加压钢板固定长骨骨折，特别是在儿童多发伤的股骨干骨折。Kregor 等报道，股骨平均过度生长 9mm，且所有患者均在接近于解剖位置愈合。Caird 等指出，股骨钢板固定后 3%患者（2/60）有＞2.5cm 的肢体不等长，一位儿童有 5cm 不等长。加压钢板的不利因素包括骨折部位需要更广泛的手术显露，不是均分负载器械，当完全愈合时通常需要相对长的切口去取除钢板。更新的侵袭性最小的经皮肌肉下钢板技术已克服了传统钢板的一些问题。如果体育活动恢复太早，在钢板去除后遗留的螺丝钉孔眼部位可发生再骨折。除非合并有严重的软组织损伤，在儿童邻近关节强直是个少见的问题。因为在年幼儿童常规应用石膏或夹板，横穿骨折两侧的皮质螺丝钉数量可能要比成人少。Kanlic 等报道，在使用肌肉下桥形钢板后，肢体不等长的发生率为 8%。

虽然有些学者推荐开放复位加压钢板固定移位的桡骨和尺骨骨折，学者还是喜欢用弹性髓内钉。在前臂应用加压钢板需要较大的手术切口并由此而产生瘢痕，为去除钢板要做第二次较大的手术，且在去除钢板后再骨折的危险性大。学者相信以幼小儿童的愈合能力，无须要加压钢板的严格固定来获得骨折愈合。

（5）外固定：儿童多发性损伤外固定传统的适应证是开放性骨折伴严重的软组织损伤、儿童骨折伴头部损伤及昏迷和股骨及胫骨的"浮膝"骨折。随着髓内钉技术的进展，现在外固定变得不普通。在儿童，单侧外固定器通常足够保证骨折的复位。

如果使用外固定，针的位置应该平行，且要在手术室 X 线透视控制下安装。针的管径应该小于被插入骨骼直径的 30%，以减少通过穿针位置骨折的危险。远侧和近侧的针必须在避开骺板的平面穿针，学者推荐在针和骺板之间应至少离开 1~2cm，万一针道感染发生时在一定程度上可避免任何不利于骺板的影响。胫骨近端骺板前侧在胫骨结节之下前部更远部位，这个区域必须避开，否则将发生近侧胫骨和膝关节反曲畸形。外固定器通常留在其应放的位置，一直到骨折完全愈合为止。但是一旦其放置外固定的原因已解除时（例如从昏迷中清醒或皮肤伤口愈合），则可去除。如果早期去除外固定器，应使用步行石膏。较长的横行开放骨折复位比有轻度重叠斜行骨折需要更长时间愈合。外固定器拆除后再骨折是众所皆知的危险。可是，再骨折发生率有所不同，一组应用刚度大的贯穿型固定器的发生率为 21%，而另一组用弹性较大的单侧支架发生率则为 1.4%。一组报道表明，在前后位和侧位骨折放射线片上，骨折位置上 4 个骨皮质中如果有 3 个显示愈合，则拆除外固定架后再骨折发生率会低。

实验研究提示，外固定器的动力作用可以刺激早期骨折愈合。虽然动力作用对再骨折发生率的影响尚不清楚，学者在早期仍愿意选择动态的固定器以刺激骨痂形成。

（二）儿童多发伤治疗的预后

一组 74 例儿童多发伤的回顾性研究中 59 例（80%）存活，但 1 年以后，22%存在主要来自脑外伤的残疾。伤后 9 年，12%有重要的身体伤残，42%有智力损害。可是，在本组病例，简明健康调查表 SF-36 测评或功能结果检查与对照人群没有不同。最佳的长期伤残预测值是伤后 6 周及以后的 Glasgow 评分。Letts 等报道，71.6%多发伤儿童得到了完全恢复，直到完全恢复为止平均为 28 周。在 48 例 53 个残留缺陷中，最常见的缺陷是神经系统的（38%）、精神方面的（34%）和肌肉骨骼系统的（24%）。儿童骨盆骨折在伤后 6 个月功能接近正常人。

儿童多发性损伤不管选择手术还是非手术治疗骨折，最重要的是，矫形外科医生从一开始就应该全力治疗儿童。当判明需要治疗其他系统损伤时，迅速而恰当地治疗存在的骨折是很重要的。如不这样做，一旦其他损伤得到治愈，多发伤儿童将遗留肌肉骨骼系统的残疾。

多发伤后最为常见的远期相关问题，不是头部损伤就是矫形外科损伤的后遗症。

第二节　骨骺损伤和生长停滞

一、引言

小儿骨骼最大的特点是骺板（又叫生长板）的存在，可提供小儿长骨的纵向生长。由于骺板在结构上更容易负重，骺板损伤常见于儿童骨骼损伤，在成年后则较常见干骺端或者近关节的骨折。除创伤外，骺板可通过多种途径发生损伤。尽管骺板对永久损伤有一定的可恢复性，但是也会导致不可逆的损伤。在接下来讨论的骺板损伤和生长停滞中，"骨骺"指的是长骨根部的位置，包括生长板和次级骨化中心，而"生长板"经常被称作"骺板"。

二、骺板解剖

(一)正常骺板解剖

(1)大体结构:长骨可以分为 5 个区域:两端的球形骨骺、关节软骨覆盖的骨骺逐渐变为漏斗形的干骺端和位于长骨中央的骨干。随着小儿的成长,骨骺和干骺端渐渐地被软骨骺板分开,骺板控制着骨的纵向生长。在较大的长骨中(锁骨、肱骨、桡骨、尺骨、股骨、胫骨、腓骨),在骨两个末端均有骨骺,而在小的管状骨(掌骨、跖骨、指骨)常仅在一个末端存在骨骺。

出生时,除股骨远端和部分胫骨近端外,所有上面提到的骨骺均为软骨。出生后随着生长和发育,在骨骺端出现二级骨化中心。二级骨化中心出现时 X 线片可观察到透亮骺板区域,此区域在骨骼发育成熟、骨骺闭合后消失。

(2)微观结构:骺板的显微结构是高度有序排列的,骺板的损伤与其结构有着密切的联系。传统定义中,骺板从骨骺中心到干骺端被分为 4 个区域:静止细胞层、增殖细胞层、肥大细胞层以及临时钙化层(软骨内骨化层)。静止细胞层和增殖细胞层主要为细胞增殖区域,而肥大细胞层和软骨内骨化层主要为基质生成、矿化和细胞肥大、凋亡区域。长骨的正常纵向生长依赖于多方面因素的调控,主要的是激素和机械牵引。

骺板的外周主要由两个特殊的区域组成,分别为 Ranvier 区和 LaCroix 软骨环,它们对骺板维持机械强度和骺板的外周生长有着重要的作用。Ranvier 区在骺板的外周是一个微观的三角结构,其中包括成纤维细胞、成软骨细胞以及成骨细胞。Ranvier 区主要负责骺板的横向生长。LaCroix 软骨环是 Ranvier 区的一个显微结构,连接干骺端骨外膜和软骨骨骺,在骨骺端到干骺端的机械强度维持中发挥着重要的作用。

骨骺端和次级骨化中心需要血供维持其发育。Dale 和 Harris 确定了两种主要的骨骺血供类型。A 型骨骺(例如肱骨近端和股骨近端)完全覆盖关节软骨,此型的大多数血供从软骨外膜处进入。B 型骨骺(例如胫骨的近端和远端以及桡骨远端)仅仅部分表面覆盖有关节软骨,从理论上分析,发生骨骺端分离时不易发生缺血。

(二)骺板机械特征和损伤形式

了解骺板区的微观结构后,可以从理论上理解骺板的机械特性。静止细胞层和增殖细胞层有着丰富的细胞外基质,而肥大细胞层和软骨内骨化层多为凋亡细胞和血管。所以,可预测骨折线常穿过肥大细胞层和软骨内骨化层,Salter 和 Harris 已在大鼠试验中证实这种现象。理论上讲,Salter-Harris Ⅰ 型和 Ⅱ 型骨折应该仅仅影响这些特定的区域,而不影响静止细胞层和增殖细胞层,所以 Salter-Harris Ⅰ 型和 Ⅱ 型骺板骨折较少导致生长停滞。然而,Ⅲ 型和 Ⅳ 型骨折贯穿整个骺板,包括静止细胞层和增殖细胞层。除此之外,包括骺板组织在内的骨碎片也可能在骨骺处发生移位。总之,Ⅲ 型和 Ⅳ 型骺板损伤最易发生生长停滞。

同样的,力学和临床上对骨折类型显微结构的研究证明,骨折线贯穿整个骺板是非常复杂的损伤。Smith 等报道一例创伤导致胫骨远端 Salter Harris Ⅰ 型骨折而行低位截肢术后的显微观察。在高能损伤中,骨折线贯穿整个骺板四层结构,可能是由于骨折线垂直和骺板呈波浪形的原因。Bright 等人在幼年大鼠中造成骺板骨折发现不仅仅骨折线是复杂多变的,常贯穿整个骺板全层,同时在骺板中还发现除骨折自身外,周围分散有许多水平的"裂隙"。他们同时发现在雄性和青春期动物中,较小的作用力同样可能造成骺板骨折，这可能与临床骺板骨折病因具有相关性。作用力的频率、方向以及力度等都是骺板骨折的组织类型的影响因素。Moen 和 Pelker 以小牛为对象的实验发现，压缩力可以导致软骨内骨化层和干骺段骨折，而剪切力导致增殖细胞层和肥大细胞层发生骨折，扭力导致全层的骺板骨折。而损伤的能量与骺板损伤的程度和范围有直接关系。股骨远端骺板骨折是一个高能压缩力导致骨折的很好例子，有可能导致生长停滞。而且高能损伤常发生在这个区域，导致生长停滞的可能性较大。

（三）特定骨骺区域纵向生长作用和成熟的特点

长骨的生长并不是一个简单的骨末端的延长，而是一个比较复杂的过程。在长骨末端的骺板对整个骨生长的平均长度有着重要的意义，在骨纵向生长中的作用已经被很多人观察到。了解这些信息对于外科医生处理长骨骺板损伤具有重要的作用。

三、骺板损伤

（一）骺板损伤病因

骺板可能会受到多种形式的损伤，明显的或是轻微的。显而易见，最常发生的是骨折。最常见骨折损伤是直接的，包括骺板自身的骨折。另外，还包括创伤导致长骨骨折、缺血或者压缩性损伤而间接导致骺板损伤。其他导致骺板损伤的原因包括感染、肿瘤破坏、囊肿、错构瘤、缺血，反复应力、放射损伤和一些其他少见的原因。

（1）感染：长骨骨髓炎或者化脓性关节炎（尤其是肩关节、髋关节和膝关节）可以导致骺板损伤，从而导致骨骺生长停滞或者生长阻滞。这些感染性损伤可能会由于骨骺的破坏、关节软骨的损伤以及囊肿的生成而破坏关节，特别在髋关节和肩关节最为严重。

大多的感染性生长阻滞常导致严重的畸形，需要多次外科手术治疗。最常见的原因为新生儿败血症，尤其是早产儿或者母亲患糖尿病的败血症新生儿以及新生儿脑膜炎球菌血症。在后者，常由于休克和弥散性血管内凝血（DIC），导致骺板的损伤。

（2）肿瘤：恶性、良性肿瘤或者瘤样病变均会损坏正常的骺板结构，从而间接地导致骺板的破坏。在恶性肿瘤中，由于局部放射治疗或者保肢手术可引起骺板的损伤，一定要在治疗前和重建时考虑到。

良性肿瘤和瘤样病变常导致全部或者部分骺板结构损伤，例如内生软骨瘤，无论是单发还是多发的（Ollier 病）和单房性骨囊肿。因为以上这些原因导致的生长停滞常不能通过手术完全解除（见骺板生长受抑），必须采取其他的临床治疗手段。

（3）血管损伤：血管损伤导致的骨骺损伤较为少见。骨末端的血管损伤可导致局部或者整个骨骺的生长受抑。当损伤侧肢体继发生长受抑时应该考虑有隐性缺血的发生，并且可能为 Salter Harris V 型骺板损伤。最常见的部位是股骨干或者股骨远端骨折时胫骨结节的部位。除此之外，肢体缺血可引起与暴发性紫癜相关的骺板损伤。

（4）反复应力：对于青少年个体来说，反复的负重活动可以导致应力性骨折的发生。最常发生此类损伤的部位是桡骨和腓骨远端，常见于体操运动员；胫骨近段，常见于长跑运动员以及足球运动员；以及肱骨近端，例如棒球运动员。出现这些损伤后应该注意休息，加强康复锻炼，并注意观察纵向生长情况以防止生长停滞的发生。

（5）其他（放射、热损伤、电击、未知的）：罕见原因导致的骺板损伤常在发生生长停滞时才被发现，例如放射性损伤、热损伤，尤其是冻伤后指骨骺板损伤，烧伤导致的骺板损伤，电击伤。更为罕见的是无诱因的骺板生长停滞。据推测，这些可能是一些尚不明确的创伤和感染影响骺板所致。

（二）骺板骨折病理回顾

骺板骨折的特殊性在古时已被人们意识到。希波克拉底被认为是第一个记录这种损伤的学者。1898年，Poland在他的书《创伤骨骺分离》中，总结了骺板损伤，Poland被认为是第一个对于骺板骨折进行分型的学者，这本著作紧随1895年Roentgen发现放射线之后发表。

（三）骺板骨折分型

Poland在1898年首次提出了骺板骨折分型。以Poland分型为基础，很多学者提出了更多的分型，包括Aitken，Salter和Harris，Ogden，Peterson等人。骺板骨折的分型是非常重要的，因为它提示医生影像上微小的骨折可以影响发育潜能，同时在结合了众多因素后指导一般治疗原则的制订。从某种程度上讲，骨折类型可以提供一些损伤机制线索和微观上骺板损伤的程度。

目前，发表于1963年的Salter-Harris分型得到了广泛的认可。因此，目前各种各样的分型都是以此为基础而讨论的。但读者们也应该像Peterson一样，了解此分型的不足。

1. Poland骺板骨折分型

Poland骺板骨折分型于1898年发表，其将骺板骨折分为4种类型。Ⅰ型、Ⅱ型和Ⅲ型是Salter-Harris分型的基础。Poland Ⅳ型骺板骨折是踝部T形骺骨折。

2. Aitken骺板骨折分型

发表于1936年的Aitken骺板骨折分型将骺板骨折分为3种类型。Ⅰ型与Poland Ⅰ型和Salter-HarrisⅡ型一致；Ⅱ型与PolandⅢ型和Salter-HarrisⅢ型一致。Ⅲ型是关节内贯穿骺板骨折，与Salter Harris Ⅳ型一致。

3. Salter-Harris骺板骨折分型

Salter和Harris于1963年发表了骺板骨折分型，将骺板骨折分为5种类型。前4种分型参考了Poland分型（Ⅰ型、Ⅱ型和Ⅲ型）和Aitken分型（AitkenⅢ型成为Salter-HarrisⅣ型）。Salter和Harris增加了第5个分型，为不可发现的压缩性损伤，其影像特点是正常骺板表现但伴有骨骺闭合延迟。Peterson曾经就是否存在Ⅴ型损伤提出异议，但是其他学者却在后来的一些患者中发现了此类型损伤。由于在一些隐性损伤发生时可导致骨骺的延迟愈合，所以学者认同此种类型的存在。

（1）Salter-Harris Ⅰ型：Salter-Harris Ⅰ型的特点是有骺板损伤，但是在干骺端和骨骺部分无骨折线。因此对于无移位的Ⅰ型骺板损伤，其X线片上除软组织肿胀外其余均表现正常，所以对于此型损伤应该仔细地进行检查。在Olmstead County Survey of physeal fracture一书中提到，Ⅰ型骺板损伤常发生在指骨、掌骨、胫骨远端以及尺骨远端。新生儿中的骨骺分离常发生在肱骨近端、肱骨远端以及股骨远端。对于怀疑Ⅰ型骨折的患者需要做出诊断时，可以行超声、MRI或者关节镜检查。应力摄片以证实移位常不成功故不建议实施。在新生儿中，超声对于骨骺分离的诊断非常有用（尤其是在股骨近端和肘部），无须镇静、麻药和有创性检查。

Ⅰ型损伤骨折线常在骺板的肥大细胞层，因为此层其有较差的抵抗力。因此从理论上讲，重要的静止层和增殖层可以幸免，因为损伤后这些区域很少发生缺血，所以继发产生的生长阻滞相当罕见。综上所述，此型为一个简单的骨折线经过骺板，是由于骨骺上不均匀的应力和宏观上的波动造成的，骺板的各层均可被骨折线所影响。

从理论上分析，由于关节面、静止细胞层以及增殖细胞层没有发生移位，此型的治疗原则为适当地稳定干骺端骨骺，并在必要时稳定其余部位。

（2）Salter-HarrisⅡ型：Ⅱ型损伤同时损伤骺板和干骺端，骨折线常从骺板边缘不同程度地穿过骺板，向骨折处的干骺端延伸。骨骺部分的碎片常由整个干骺端或部分与骺板相邻的干骺部骨组织组成。Ⅱ型损伤骺板的微观体现和Ⅰ型损伤较为相似，但是骨折线穿过骺板并进入一侧干骺端边缘（远离静止细胞层和增殖细胞层）。与Ⅰ型相似，Ⅱ型损伤也较少由于骺板损伤而引起生长停滞。尽管如此，当骨干和干骺部的裂隙进入骨骺部骺板，常可以严重破坏骺板。与Ⅰ型损伤相似，关节面常不受影响，并且治疗的原则也基本相同。

（3）Salter-HarrisⅢ型：Ⅲ型骨折常起自骨骺（少数例外），穿过关节面，可以延伸至骺板，并且沿骺板软骨到周围组织。此类型骨折常由两块骨折片组成：一个包括部分骨骺和骺板，而较大的部分包括其余的骨骺和长骨。这种骨折类型应该被给予足够的重视，因为关节面容易被累及，并且骨折线往往穿过静止细胞层和增殖细胞层。除此之外，Ⅲ型损伤常伴随着高能损伤或者压缩性损伤，这些均可以严重地损伤骺板并且易引起继发的生长停滞。解剖学复位（通常是需要的）和固定常可以稳定关节面并且让生长停滞程度最小。

有时尤其是在股骨远端和肱骨远端，高能损伤常导致 T 形骨折，或者其他复杂的损伤导致至少存在三块骨折块，引起骨骺和骺板的联合损伤。

（4）Salter-HarrisⅣ型：Ⅳ型骨折常为垂直的剪切力造成，自关节表面穿过骺板软骨进入干骺端。这种骨折是应重视的，因为它损伤关节面，破坏骨骺全层并伴随移位，发生干骺-骨骺错位。后者的发生均继发生长停滞。这种骨折类型常发生在内踝处，也可发生在其他骨骺处。肘关节肱骨外髁骨折和胫骨远端累及关节的骨折常被认为是复杂的 Salter-Harris Ⅳ型骨折。Rang 描述的一种关节外型（关节外骨骺-骺板-干骺碎片与骨其余部分分离）有时也被指为 Salter-Harris Ⅵ型骨折。

一般的治疗原则包括取得解剖复位并且充分固定，重建关节面并且防止干骺端-骨骺融合。

（5）Salter-HarrisⅤ型：由 Salter 和 Harris 描述的Ⅴ型骨折并没有被 Poland 和 Aitken 描述过。Salter 和 Harris 认为Ⅴ型骨折指的是那些影像资料正常的但发生继发性骨骺早闭的压缩性损伤。Ⅴ型损伤被 Peterson 质疑并且一度成为讨论的焦点。有明显的骺板闭合延迟发生。最常见的例子是股骨或远端股骨骨骺骨折后，胫骨结节的闭合，常伴有胫骨近端的膝外翻。但是这种骨折的机制仍然不清楚（可能是血管原因而非压缩创伤），以往认为此种损伤的发生是由于在胫骨近端牵引时无意的损伤造成的，导致存在这种损伤的一些病例没有被清楚地认识。还有部分文献报道肢体损伤后骺板延迟闭合，但是影像学表现是正常的。毫无疑问，在平片基础上更精确的影像学检查（例如 MRI）可以确诊这种骺板损伤。

4．Peterson 骺板骨折分型

在一个骺板损伤的流行病学调查中，Peterson 等发现 Salter-Harris 分型存在一些不足，然后确定了一种新的骺板骨折分类。在他们的流行病学调查中，他们无法确认由于压缩而造成的 Salter-Harris Ⅴ型骨折，而将此型骨折排除。Peterson 分型将 Salter-Harris Ⅰ～Ⅳ型定义为 PetersonⅡ型、Ⅲ型、Ⅳ

型和Ⅴ型，同时增加了两种新的分型。掌握两种新的分类比较重要，因为它们与临床联系密切。

Peterson Ⅰ型是一个横向干骺骨折合并一个至骺板的纵向拉伸。此型根据干骺部的连接程度以及骨折类型而再被分为四型。

Peterson Ⅵ型是指部分骺板缺失。这类损伤越来越常见，大多是由于除草机损伤而造成，常伴随着软组织损伤、神经血管伤以及局部骨骺缺失（常包括骨骺，因此经常伴有关节损伤）等并发症。

学者认为 Salter-Harris 分型仍然是一个较易被接受并且基本包括了所有的骺板骨折的经典分类方法，所以常用它来描述大多数的骺板骨折。它有助于建立合理的治疗方案和预后评价。学者倾向认为 Salter-Harris Ⅴ型是一个延迟的、间接的损伤，可能是由压缩或者其他被忽略的直接损伤、缺血导致的。学者认为 Peterson Ⅰ型和Ⅵ型骺板骨折没有在 Salter-Harris 分型中提到，所以依然将它们单独地称作 Peterson Ⅰ型和Ⅵ型骨骺骨折。

（四）骨骺骨折的流行病学调查

一些关于儿童骨折的频率和分布的人群调查中包括骺板骨折，骺板骨折占所有小儿骨折的 20%～30%，其中指骨是骺板骨折最常见的部位。

学者认为研究骺板骨折最有用的流行性调查是 Olmstead County 调查，此调查是在 1979—1988 年在 Olmstead County（明尼苏达州）进行的，研究了骺板骨折的发生率，共确定有 951 处骺板骨折，其中 37% 的骨折发生在指骨，而第二易发生的部位是远端桡骨；71% 骨折发生在上肢，28% 发生在下肢，1% 发生在中轴骨上。在此次调查中还发现患者男女比例 2:1，以及高发病年龄段（男孩在 14 岁，女孩在 11～12 岁）。在澳大利亚的阿德莱德，Mizuta 等发现了类似的结果：30% 骺板骨折患者是指骨，男女比例 2:1，青春期前是骺板骨折发生的高发期。

（五）骨骺骨折的评估

全面的骺板骨折的评估手段应该包括 X 线片、CT、MRI、关节镜以及 B 超。X 线片依然是最基本的评估骺板骨折的方法，摄片时应在完全正位，并且应包含骨折处的上下两个关节。当怀疑骺板骨折时，对怀疑骺板骨折部位应该仔细观察，达到减小视差，增加细节的效果。而斜位片在评估最低程度的移位损伤方面有一定的价值。

虽然 X 线片为大多数骺板骨折的评估和治疗提供了足够的信息，但有时候需要更多的解剖学信息。CT 扫描可以提供精准的骨骼解剖学影像，尤其在使用重建图像的时候。它们有助于评估复杂的或高度粉碎性骨折，以及微小移位骨折的关节吻合程度。磁共振扫描则可以准确显示用其他所谓标准成像技术无法看见的软组织损伤和"小型骨性损伤"。

关节造影术和超声检查都可以用于评估关节面的吻合程度。关节造影有助于定义解剖学上年轻病患骨骺微小的次级骨化中心或次级骨化中心的缺如。超声检查有时有助于婴儿骨骺分离的鉴别诊断。

（六）治疗

普遍认为骺板骨折的处理和未伤及骺板的创伤是一样的，包括对出现异常体征部位的全区域拍摄 X 线片。一旦患者情况稳定，最初的评估完成，将继续进行处理。应该紧急处理开放性骺板损伤和累及神经血管的损伤或继发骨筋膜间室综合征。在大多数病例中，骺板骨折的稳定有助于软组织损伤的处理。所有创伤患者在情况稳定后应再次评估以发现在初次评估中未发现的潜在损伤。

治疗的大体原则：一般而言，儿童的骨折，包括骺板骨折，愈合速度远远快于成人，并且很少出现因错误判断导致的坏死或因长时间固定引起的坏死。另外，儿童很少屈从于术后的活动限制，致使经常需要使用辅助固定工具帮助治疗。

骺板骨折和所有骨折一样，都有一套连贯有序的处理方法，包括大体评估和受到精神刺激患者的镇静，对患肢神经血管和软组织损伤的评估，最后是骨折复位术和稳定性评估。怎样才能达到"可接受"的复位，部分是被骨折类型和重建能力所决定的。关节内骨折（比如 Salter-Harris Ⅲ型和Ⅳ型）要求解剖复位以修复关节面，预防骨骺-干骺端交叉融合。Salter-Harris Ⅰ型和Ⅱ型骨折，尤其是那些由低能损伤造成的，对骨骼生长的干扰较小（远端股骨和近端胫骨除外），大多数患者都有很大的精确复位可能；对这些患者，医生一定注意避免因用力过大或侵略性的复位造成骨骺损伤。

（七）骺板骨折的并发症

除了继发生长障碍的可能，骺板损伤的潜在并发症和其他创伤性肌肉骨骼损伤并无不同。神经血管的损害和骨筋膜间室综合征是最严重的并发症。值得注意的是，虽然高度的警觉和精心的处理可以避免一些具有破坏性的并发症，但即使在"完美的"处置下仍不能完全避免。感染和软组织损伤会并发于骺板骨折，就像在其他骨折中一样。而骺板骨折特有的并发症是生长障碍。一般认为，这种"障碍"可引起成角畸形或短缩畸形的环形条带（骨骺条或环带）。然而生长障碍没有明显条带时也能发生，且生长加速的情况也会出现。生长障碍在没有骨骺损伤时也会发生。

四、骺板生长障碍

骺板生长障碍是一种并不普遍但很重要的骺板骨折并发症。骺板生长障碍的结果包括成角畸形、肢体长度不对称、骨骺变形和各种以上病症的合并症。这些畸形的发展取决于骺板是否受影响、受影响骺板的位置、受损骺板存在的持续时间以及患者骨骼的成熟程度。经常重复进行手术，用于纠正或预防由已存在的生长障碍引起的畸形。

（一）病因学

正常骺板生长的障碍是因为骺板的物理性缺如（比如在 PetersonⅥ型损伤后），或因为影像学不可见的正常骺板结构和功能的破坏，以及骺板环（也叫骨桥或骺板条）的形成。对骺板生长障碍本质的详细了解是非常重要的，因为治疗方案会基于生长障碍的病因和存不存在真正的生长停滞而定。

生长障碍作为一种骺板损伤的结果可由直接创伤造成（骺板骨折），或（和）相关血管破坏有关。而感染，由单腔骨囊肿或内生性软骨瘤等占位性病变引起的破坏，婴幼儿 Blount 病，其他血管损伤（如暴发性紫癜），受到射线辐射，以及其他原因也会造成骺板生长障碍或骺板生长阻滞。

（二）评估方法

骺板障碍可以通过对骨折或感染可能影响骺板的患者行 X 线片检查，临床上因肢体畸形（成角畸形、短缩或两者兼有），或因其他原因拍摄 X 线片发现。X 线片上骺板生长障碍的标志是正常骺板轮廓缺失以及骨骺-干骺端之间可透射线部位形状变锐利。典型的 Frank 骺板阻滞是以阻滞区域硬化为特征的。如果出现不对称生长，阻滞区域会出现生长阻滞线逐渐变窄，成角畸形，骨骺变形或短缩。无特征性 Frank 阻滞的骺板生长障碍在 X 线片上表现为变薄或增厚的骺板区域，并出现由于正常软骨内骨化而产生的模糊的干骺端边界。可能出现一条不对称的生长阻滞线指示成角畸形，但这条阻滞线并不向骺板本身倾斜，这说明了异常的骺板生长（无论是不对称的加速生长还是减速生长）并不是完全的生长停滞。这个差别是很重要的，因为这种表现与因完全生长停滞的预后和治疗是不同的。

在 X 线片上不能确定骨骼发育未成熟的儿童发生生长阻滞，所以经常使用进一步的评估。CT 扫描在矢状位和冠状位的重建图像（垂直于所关注的区域）可以清楚地展示在骨骺和干骺端之间连接骺板的骨区域。MRI 也是一种敏感的评估正常骺板结构的方式。有价值的骺板和骨骺生长障碍区域的图像可以通过脂肪饱和的三维损毁重建梯度回声图像或脂肪饱和的快速自旋回声质子密度图像来获得。MRI 有其优势，它提供了评估残余骺板组织的机会，以说明相关组织的状况。这项评估在感染、射线照射或肿瘤的病例中有助于决定在保留残余骺板的完整性的基础上阻滞带切除术是否可行。无论 CT 还是 MRI，骺板阻滞带都是以骨骺和干骺端间可辨认的骨桥为特征的，而有生长障碍但不存在阻滞带说明在一定程度上遗漏了正常的骺板轮廓和结构，如骨桥或骨条。

虽然对于骺板生长障碍或阻滞带的评估通常需要依靠先进的影像学技术，但使用 X 线片进一步评估还是有其意义的。整个患肢的成像应该能记录成角畸形的大小。现存肢体的不等长应由扫描图像评估。对侧健肢的现存生长能力预测应由儿童的骨龄决定，并参考适当的生长量表。

（三）骺板阻滞

当骨桥发展到可穿过部分骺板，干骺端和骨骺的区域将互相结合在一起。这些局部的骺板阻滞区域是否造成成角畸形、关节变形、肢体长度不均或以上均发生，取决于阻滞发生的位置、正常骺板生长速度和剩余骺板的健康状况。即使这些局部阻滞并不普遍，但它们的存在通常需要预防性或矫正性的治疗，以减少它们扰乱正常生长而造成长期后遗症。

骺板阻滞形成的可能原因：骨骺骨折；创伤性血管破裂；贯通骨骺的感染；感染相关的血管破坏（暴发性紫癜）；婴幼儿 Blount 病；射线照射；单腔骨囊肿；内生软骨瘤。

1. 分类

局部骺板阻滞可根据病因学和解剖形态分为几类。包括骺板骨折、Langenskiöld VI 期婴幼儿 Blount 病、感染、肿瘤和射线照射。骺板阻滞还可根据阻滞区域与残留"健康"骺板的解剖关系分类，可分为 3 种基本类型：中央型、周围型和线型。中央型阻滞是由正常的骺板包围着的，就像残余骺板中的一座孤岛。中央型骺板通常可以引起关节面隆起，在处于偏心位或肢体长度不均时还会引起成角畸形。周围型环带位于受损骺板区域的周围。这种阻滞初期会引起进行性成角畸形和可变短缩。线型阻滞是一种兼有中央型和周围型阻滞的解剖特点的损伤，特别的是，其影响区域包括全部骺板区域，但在区域周边会出现正常骺板。线型阻滞通常由内踝的 Salter-Harris III 型或IV 型骺板骨折发展而来。

2. 处理方法

有几种备用的处理方法可供选择。重要的是要在其中选出最适合不同个体情况的处理方法。

（1）阻滞形成的预防：理想情况下，手术对于骺板阻滞形成的预防是有效的。以下这些概念通常会出现在骺板骨折的大体治疗原则上，轻柔的、安全简单的解剖复位，尤其是对于 Salter-Harris III 型和IV 型损伤。损毁性外露骺板可用即时的脂肪移植来保护，类似于已经存在的阻滞切除后介质材料植入的原则。最常见的开放复位内踝骨折，在复位过程中要区分完全损毁还是局部骺板损伤。

一些试验说明在骺板损伤后给予一段时间的非类固醇类抗炎药物（尤其是吲哚美辛）将预防骺

板阻滞的形成。然而并没有临床研究支持此试验结果，因此，非类固醇类抗炎药物的使用是经验性的，并没有广泛地应用于临床实践。

（2）局部骺板阻滞切除：理论上，手术切除骺板阻滞（有时指骺自然分解或骨骺脱离）以恢复受损骺板的正常生长能力是一种理想的治疗方式。治疗原则是移除干骺端和骨骺间的骨性连接并用骨再生阻滞剂填充骨骺裂缝，以期残留的健康骺板可以恢复正常的纵向生长。然而，这个手术在技术上是困难的，而且实践的结果并没有预期的好。为了证明此处理方法的可行性，需要仔细考量阻滞区域的位置和范围，预测纵向生长能力恢复的程度。

（3）骺板撑开牵引术：治疗骺板阻滞需要使用跨越阻滞的体外固定器材，并进行逐步牵引，直到阻滞"分离"。对成角畸形的矫正和延长术可以在分离后再完成。然而，撑开牵引术造成的损伤会导致分离部位继发正常骺板生长完全停止。而且固定用金属丝或半钉对骨骺只有微弱的固定作用，还会侵犯关节空间，可能引起脓毒性关节炎。因此，对于处在成长末期的患者，此疗法很少使用。

（4）在生长过程中重复性行骨切开术：矫正因骺板阻滞造成的成角畸形，最简单的方法就是在干骺端附近进行矫形截骨术。当然，由阻滞引起的严重肢体长度不均和骨骺畸形并不能用此方法矫正。虽然对于残余生长能力较强的年轻患者，之前的骺部阻滞切除术是不成功的或在技术上不可能的，在对阻滞有更准确和更全面的理解之前，这种治疗是可选择的，对肢体长度不均的处理也是可行的。

（5）完全性骺骨干固定术和已经发生的肢体长度不均的处理：处理骺板阻滞的另一种对策是用完全性骺骨干固定术以预防复发的成角畸形或骨骺畸变，并处理已存在或潜在的肢体长度不均。如果长度偏差可以容忍，延长不是必需的，对不等长肢体可以同时或延后行损伤肢体延长术或进行对侧的完全性骺骨干固定术。学者相信这种处理方式对阻滞切除术失败又希望恢复纵向生长能力，以及有很强的残留骺板生长能力又不愿尝试阻滞切除的患者是尤其适合的。学者最后建议对于所有骺板阻滞患者，都应该认真考虑这种治疗方法。

（四）骺板阻滞切除术

以下内容基于学者行骺板阻滞切除术的经验，是决定是否行骺板阻滞切除术的重要参考。

（1）阻滞的病因：由创伤或婴幼儿 Blount 病引起的阻滞从正常生长能力的恢复方面来说是有相对较好的预后的。而继发于感染、肿瘤或类肿瘤环境或者放射病的阻滞，在切除术后很难再恢复生长能力。

（2）阻滞的解剖分型：已有报道中央型和线型阻滞带在切除术后生长能力恢复良好，但学者的经验并不支持这一报道。

（3）累及的部位：因为近端肱骨和近端股骨部分难以暴露，在这些位置上很难做到技术要求的完全切除。远端股骨带在切除术后生长能力恢复很差，但远端胫骨生长能力却恢复得很好。

（4）阻滞的范围：阻滞带切除术后纵向生长能力恢复的可能是与受伤的骺板表面积大小有关的。阻滞带影响的范围大于整个表面区域 2.5% 时，则很难再生长，但残留骺板有明显的潜在生长能力，并使用了合适的治疗方案的患者除外。

（5）受损骺板残余生长能力的大小：一些学者认为测定 2 年间基于骨龄的残余生长能力是考虑使用阻滞带切除术的前提。基于学者关于这一方法的实践，发现 2 年的残余生长能力并不足以说明可以行骺板阻滞切除术。学者认为要决定是否行骺板阻滞切除术，要综合考虑受损骺板的残余生长能力的计算值和生长能力恢复的可能性。扫描图像和骨龄的测定将记录现存的偏差，再参考受损骺板残余生长能力的量表，可以计算出受损骺板残余生长能力。

（五）术前计划和手术原则

如果决定要施行骺板阻滞切除术，在术前需要一些计划以保障纵向生长能力恢复可能性的最大化。

首先，阻滞带的范围和位置是与残留的骺板相关的，必须小心记录。最有价值的方式是根据重建的 CT 矢状面和冠状面图像提供的垂直受损骺板的影像来精确计算。也可以使用 MRI，伴随着近期对骺板阻滞带的鉴别和量化能力的提升，MRI 可能很快会成为一种影像学研究的普遍选择。近期，学者更倾向于使用三维损毁重建梯度回声图像或脂肪饱和的快速自旋回声质子密度图像来显示骺板。CT 图像可以准确地描绘骨边缘，且目前较 MRI 价格便宜。估算损伤表面区域可用计算机上的 Carlson-Wenger 法修饰 MRI 图像。这个步骤的原则性考量将在接下来的部分讨论。

1. 最小的创伤

切除阻滞带时必须保证对残余骺板的创伤最小。中央切口应该靠近干骺端开窗的位置，或在干骺端截骨术后从骨髓腔内进入。周围切口要靠近切除的骨外膜处以预防阻滞带的再生。术中图像（X线透视）需要保证手术准确定向于阻滞带和残余健康的骺板部分。对手术腔隙提供清晰的显影是必要的，但即使是在"理想"环境下获得显影也是困难的。充足的光源、合理的放大倍数和干燥的手术区域有助于得到清晰显影。关节镜可以插入干骺端腔隙内以提供切除区域周围的影像。高速小圆锯垂直于骺板轻柔地来回运动通常是逐步移除骨性阻滞带、暴露残余健康骺板的最有效方式。在切除结束时，在干骺端和骨骺间的所有骨桥都应该切去，在骨骺内留下一个容纳原来阻滞带的空隙，并在此腔隙边界可看见健康残余骺板的边界。

2. 预防干骺端和骨骺间的骨桥再形成

骨生长阻滞剂或"间隔区"材料应该被置入阻滞带切除造成的空隙中，以防止干骺端和骨骺间的骨桥再形成。在临床上或试验中，有 4 种复合材料可用于此目的：自体脂肪、甲基异丁烯酸、聚硅酮橡胶和自体软骨。通过学者的了解，聚硅酮橡胶不再可用，自体软骨只在试验中用作压配式填料或成软骨细胞培养基。现今，只有自体脂肪移植（不论是从局部收集还是从臀部收集）和甲基异丁烯酸可应用于临床。自体脂肪至少在理论上有能力伴随着纵向生长和间质生长肥大化并移行。甲基异丁烯酸的置入并不能提供即时的结构稳定。这个特性对于承重区域较大的阻滞带切除，比如在婴幼儿 Blount 病引起的近端胫骨的手术中是十分重要的。然而，嵌入式甲基异丁烯酸（尤其是无钡的）在 X 线影像上无法显示，如需二次手术则很难移除并危害骨的固定。

3. 标志物植入

金属标志物可以在切除骺板阻滞带的时候置入骨骺和干骺端之间，以准确评估整个手术后的骨骺纵向生长的程度，从而鉴别生长减缓和生长停滞。学者认为在阻滞带切除术后精确监控继发的纵向生长程度是对患者处置的重要组成。首先，尽管理论上患者在很好的临床指示下切除了足够的阻滞带，但仍有可能无法使纵向生长能力恢复。更重要的是，正常生长能力的恢复甚至是纵向生长的加速之后还可能出现生长的减速或停滞。主治医师必须警惕这些变化，以保证在必要的时候及时给予恰当的干预。包埋式金属标志物可很好地适用于这些目的。

4. 观察

在临床观察中，相比于对侧未处理的骺板，即使那些阻滞带切除后生长明显恢复的患者，患侧骺板也会出现过早的生长停滞。学者认为即使术后生长恢复，之前损伤的骺板也会先于对侧骺板停止生长。因此，在长期随访中得到的生长百分率可能会比正常低。

根据骺板阻滞带切除术的经验提出了一些结论和建议，如下所述。

（1）平均有60%的骺板阻滞在阻滞带切除术后的X线片上可见纵向生长能力恢复的证据。

（2）受损骺板表面区域的大小与阻滞带切除术后纵向生长能力的恢复情况是有对应关系的。骺板阻滞带损害小于骺板表面的10%比大范围阻滞有更好的预后。

（3）Langenskiöld Ⅵ型婴幼儿Blount病的预后与创伤后骺板阻滞是相一致的。

（4）创伤后和婴幼儿Blount病之外的其他病因导致的骺生长阻滞在后续生长中具有较差的预后。

（5）中央型和周围型阻滞在生长能力恢复方面的预后是相同的。

（6）早期有生长能力恢复，但紧接着在骨成熟前出现纵向生长的停滞。因此患者在骨成熟前必须要用可靠的方法（比如干骺端和骨骺影像标志物）定期评估骨骼生长情况，以尽早发现生长停滞的趋势。

骺板带切除术在有显著纵向生长能力残余的患者的治疗中发挥了重要作用。然而，这种手术的成功与否与实际的生长能力残存程度和骺板阻滞的病因、位置和范围相关联。关于对骨带切除部分施加矫正截骨术的最佳时机尚有争论。大体上，当成角畸形的角度>10°~15°时，矫正截骨术就可以实施了。

（六）无阻滞的生长紊乱

（1）识别：生长紊乱在无骺板阻滞的情况下也可发生。无论是生长减缓，还是较少见的生长加速都有报道。无组织的生长减速是以影像学上受损骺板的表现为特征的（通常表现为骺板变宽和干骺端边界不清）。如果紊乱十分严重或长期存在则可能出现临床上或影像学上的畸形。区分未完全停滞的生长减缓和真骺板阻滞是十分重要的，因为这两种症状的处理和结局都是不同的。无阻滞生长紊乱在成人Blount病和轻型婴幼儿Blount病中是很容易鉴别的。最近，无骺板阻滞的生长紊乱被报道引起肥胖青少年的远端股骨外翻畸形。生长紊乱还可出现在感染和骺板骨折之后。与骺板阻滞不同，X线片上并没有阻滞带的硬化区域。如果存在的话，一条生长阻滞线可能会不对称但不会向骺板倾斜，因此表明是非对称性生长而不是完全阻滞。此外，在一些病例中，畸形并不是无限进展的，而是可以随着时间逐渐好转的。

生长加速最容易发生在年轻患者近端胫骨骨折后，导致外翻畸形，其可以自发性溶解。最近有报道其发生在10岁以下的做过近端胫骨干骺端良性伤口刮除的患者。

（2）处理：骺板生长紊乱的诊断通常是在骺板骨折随访的X线片上发现骺板异常或在评估患者X线片上的成角畸形和骺板异常时排除了Frank骺板阻滞的可能后做出的。一旦一名患者确诊为生长紊乱，那么它的全面影响将通过确定肢体长度不均是否存在极其严重程度和计算受损骨骺的潜在残余生长能力的量值来评估。

在一些病例中，影像学的异常是稳定的，只需要纵向观察。这种观察必须是有规律而仔细的，因为进行性畸变是需要治疗的。如果成角畸形出现或有所进展，治疗方案包括单侧骺骨干固定，或用 U 形钉、螺钉或张力钢板使骺板"倾斜"，以及伴或不伴有骺骨干固定术的矫形截骨术。

当不存在 Frank 阻滞带形成时，单侧骺骨干固定术或在凸出边用 U 形钉、螺钉或张力钢板使骺板"倾斜"将使畸形在大体上矫正。如果需要矫形，方法包括完全性骺骨干固定术（如果需要预防显著的下肢长度不均的发展可同时行对侧的骺骨干固定术）和在密切轴向观察确定未出现畸形的复发或矫形过度的情况下移除倾斜装置。

矫形截骨术是处理有成角畸形的生长紊乱的另一选择。在婴幼儿和青少年 Blount 病的早期，成角畸形的矫正可使一些患者在临床表现和影像学表现上都出现骺板生长紊乱消退的征象。学者还不清楚当生长紊乱的病因是感染或肿瘤时，是否还会出现相似的结果。因此，主治医生必须决定是否对受损骺板施行骺骨干固定术（和对侧的骺骨干固定术，如果需要），以预防复发，或确保对受损骺板生长情况做详细的轴向观察，直到骨成熟阶段。

五、总结

骺板骨折是儿童矫形外科的一个独特的部分。这些损伤是常见的，且通常没有长期后遗症，一般预后较好。骺板骨折治疗时必须轻柔，并确保正常肢体功能和轴向生长能力的最大恢复。鉴于骺板骨折的本质和严重性，长期随访以鉴别骺板生长紊乱是十分重要的。

第四章 小儿营养与卫生保健

第一节 小儿营养

人类为了维持生命和保证正常活动必须从外界环境中不断摄取各种物质的过程称为营养，在这个过程中摄取的各种物质称为营养素。营养素主要包括蛋白质、脂肪、糖类、矿物质、维生素、膳食纤维和水等，其中蛋白质、脂肪、糖类是产能的营养素，且需要量较大，被称为宏量营养素，矿物质和维生素需要量较小，被称为微量营养素。

一、营养素的需求和摄入

营养素分为能量、宏量营养素、微量营养素和其他膳食成分。营养素参考摄入量（DRIs）包括平均需要量（EAR）、推荐摄入量（RNI）、适宜摄入量（AI）和可耐受最高摄入量（UL）。

1. 能量

（1）基础代谢所需：儿童基础代谢的能量需要量相对较高，所需能量占总能量的 50%～60%。

（2）生长发育所需：此为小儿所特有。

（3）食物的热力作用（TEF）：TEF 指摄入和吸收利用食物时，能量消耗额外增加的现象。婴儿所需占总能量 7%～8%，而食混合膳食的年长儿则仅需 5%。

（4）活动所需：所需能量波动较大，与儿童身体大小、活动强度、持续时间和活动类型有关。

（5）排泄损失能量：食物不能被完全消化吸收，残留部分排出体外，代谢产物也需从体内排出。通常摄食混合餐的婴幼儿这部分损失占进食食物量的 10%，当有腹泻或胃肠道功能紊乱时可成倍增加。

以上 5 个方面的综合为机体所需的总能量。1 岁以内婴儿每日每公斤体重需 460kJ（110kcal），以后可按每 3 岁减去 42kJ（10kcal），到 15 岁时达成人需要量 209～251kJ（50～60kcal）。在安排小儿饮食时还应考虑主要供能营养素蛋白质、脂肪和糖类之间的比例必须合适。一般以总能量的 12%～15%来自蛋白质，30%～35%来自脂肪，50%～60%来自糖类最为合适。年龄越小蛋白质供给量相对越多。

2. 宏量营养素

（1）糖类：糖类为供能的主要来源。糖类所产生的能量应占总能量的 50%～60%，糖类产能＜10%或＞80%都不利于健康。

（2）脂类：脂类为脂肪、胆固醇和磷脂的总称。某些脂肪酸人体不能合成，需依赖食物供应，称必需脂肪酸，如亚油酸、亚麻酸等，必需脂肪酸对婴幼儿生长发育十分重要。婴幼儿每日总能量应有 30%～35%来自脂肪，而必需脂肪酸供能占总能量的 1%～3%。

（3）蛋白质：蛋白质由 20 种基本氨基酸组成，其中 8 种在体内不能合成的氨基酸为必需氨基酸（亮氨酸、异亮氨酸、赖氨酸、蛋氨酸、苯丙氨酸、苏氨酸、色氨酸、缬氨酸），对于婴儿组氨酸也是必需氨基酸。乳类和蛋类蛋白质具有最适合构成人体的蛋白质的必需氨基酸配比，故其生理价值最高。动物蛋白质优于植物蛋白质，谷类蛋白质由于赖氨酸含量较少，大豆蛋白质却富含赖氨酸，故如豆米或豆面同食可互补有无，提高膳食的蛋白质利用率（蛋白质互补作用）。

3. 微量营养素

包括维生素与矿物质，这两类营养素虽不能供给能量，但参与酶系统活动或作为其辅酶，对调节体内各种代谢过程和生理活动、维持正常生长发育极其重要。维生素可分为脂溶性（维生素 A、维生素 D、维生素 E、维生素 K）和水溶性（B 族维生素和维生素 C）两大类，前者可储存于体内，无须每日供给，过量可引起中毒；后者不能储于体内，每日供给，不足则迅速发生缺乏症。

4. 其他膳食成分

（1）水：婴儿体内水分占体重的 70%～75%，较成人（60%～65%）为高，因其生长发育旺盛，故需水量也多。年龄越小相对需水量越大，婴儿 150mL/（kg·d），以后每 3 岁减 25mL/（kg·d）。

（2）食物纤维：食物纤维为来自植物细胞壁的糖类，不为肠道消化酶所水解，而部分为肠道细菌所水解，虽无营养功能，但食物纤维增加粪便体积，可促进排便。

二、消化系统功能发育与营养关系

（1）消化酶的成熟与宏量营养素的吸收：①蛋白质，儿童出生时消化蛋白质的能力就较好，但对婴儿食物中的蛋白质应有限制，以免增加过敏机会。②脂肪，婴儿吸收脂肪的能力随年龄增加而提高。③糖类，肠双糖酶的出现是肠功能发育的标志，其发育与胎龄有关。

（2）与进食技能有关的消化道发育：涉及觅食反射、挤压反射、吸吮发育、吞咽发育和咀嚼等。

（3）胃排空：胃的排空与食糜的成分有关，脂肪和蛋白质可延长排空时间，温度、年龄、全身状况和运动也影响排空时间。水在胃的排空时间 0.5～1 小时，母乳 2～3 小时，牛乳 3～4 小时，混合食物 4～5 小时。

第二节 儿童卫生保健

儿童保健属于儿科学与预防医学相交叉的分支学科，专门研究各年龄期小儿的生长发育、营养保健、疾病防治和健康管理，并采取有效措施、防止不利因素，以促进和保证儿童身心的健康成长。

一、各年龄期儿童保健重点

（一）胎儿期和围生期保健

胎儿的发育与孕母的健康、营养状况、疾病、生活环境和情绪等密切相关，故胎儿期保健亦即以孕母的保健为主。

（1）预防遗传性疾病与先天畸形：父母婚前应进行遗传咨询，禁止近亲结婚以减少遗传性疾病的可能性；妊娠早期应尽可能避免各种病毒感染；避免接触放射线、烟酒以及铅、苯、汞、有机磷农药等化学毒物；患有心、肾疾病、糖尿病、甲状腺功能亢进、结核病等慢性疾病的孕妇应在医生指导下进行治疗。对高危产妇应定期产前检查，必要时终止妊娠。

（2）保证充足营养：孕母应加强铁、锌、钙、多种维生素等重要营养素的补充。

（3）给予孕母良好的生活环境：保持心情舒畅，减少精神负担，避免过重体力活动，注意劳逸结合，以防发生流产、早产和异常产等妊娠期合并症。

（4）加强高危儿的监护：对有产时感染出生的新生儿，以及早产儿、过期产儿、低体重儿、出生异常等高危儿应置于新生儿监护病房（NICU）予以特殊监护。

（5）预防并及时处理各种围生期疾病：如新生儿窒息、低血糖、低血钙、低体温、颅内出血等疾病。

（二）新生儿期保健

新生儿期是婴儿出生后适应外界环境的重要阶段，初生新生儿需经历一段时间的生理调节，才能适应宫外环境。新生儿期，特别是出生后 1 周内的新生儿发病率和死亡率极高，占婴儿死亡中的 1/2～2/3，故新生儿保健重点在出生后 1 周内。

1. 出生时护理

产房温度保持在 25～28℃；新生儿娩出后立即清理口、鼻、咽腔内黏液，保证呼吸道通畅；严格消毒、结扎脐带；记录出生时评分、体温、呼吸、心率、体重与身长；新生儿出生后观察 6 小时，正常者母婴同室，高危儿送 NICU；尽早喂母乳。

2. 家庭保健

（1）注意保暖，冬季应使室温保持在 20～22℃，湿度以 55% 为宜，无条件时可用热水袋等保暖措施，避免体温不升；夏季应避免室内温度过高。

（2）指导母亲正确哺乳，以维持良好的乳汁分泌。母乳不足或无法进行母乳喂养的婴儿，应指导母亲使用科学方法进行人工喂养。

（3）新生儿皮肤娇嫩，应注意保持皮肤清洁，勤洗澡，根据室温选择合适的衣服。臀部皮肤容易感染，应选择吸水性好、浅色尿布，或用透气性好的尿不湿，注意勤换。

（4）重视婴儿早期情感、心理的发育，父母应通过多与婴儿说话、抚触、亲吻、拥抱等方式加强母（父）婴情感交流。

（5）养成细致观察婴儿的习惯，注意婴儿的睡眠、面色、哭声、精神、吃奶和大小便情况，发现异常及时就医。

（三）婴儿期保健

婴儿期体格生长发育速度最快，对能量和营养素的需要量相对较大，必须摄入丰富的各种营养素满足需要，但其消化功能尚不完善，易致消化功能紊乱和营养不良等疾病。因此，应提倡纯母乳喂养至 4～6 个月；科学进行混合喂养或人工喂养；自 2～3 个月开始可添加辅食。定期进行体格检查，以便早期发现缺铁性贫血、佝偻病、发育异常等。坚持户外活动，常做空气浴、日光浴和被动体操；用带有声、光、色的玩具促进婴儿感知发育。按计划免疫程序完成基础免疫。

（四）幼儿期保健

此期的保健措施：①加强营养，尽早训练幼儿的自行进食能力。②重视与幼儿的语言交流，通过游戏、讲故事、唱歌等方式促进幼儿语言等智能方面的发育；培养幼儿的自我生活能力，安排规律生活，养成良好的生活习惯，如睡眠、进食、排便、沐浴、游戏、户外活动等。③每 3～6 个月体格检查一次，监测生长发育情况，筛查龋齿、听力、视力异常，预防营养缺乏性疾病的发生。④预防传染病，防止异物吸入、烫伤、跌伤等意外伤害事故的发生。

（五）学龄前期保健

学龄前期儿童具有较大的可塑性，是性格形成的关键时期。保健重点：①加强教育，注意培养其学习习惯、想象与思维能力，使之具有良好的心理素质；通过游戏、体育活动增强体质，在游戏中学习遵守规则和与人交往；②每年体检1～2次，进行视力、龋齿、缺铁性贫血、寄生虫等常见病的筛查与矫治；③保证充足营养，预防外伤、溺水、误服药物以及食物中毒等意外事故。

（六）学龄期保健

此期儿童求知欲强，理解、分析、综合能力逐步完善，是接受科学文化教育的重要时期。保健措施：合理安排生活、学习和锻炼，保证足够的营养和睡眠；注意预防近视和龋齿；注意正确的坐、立、行姿势；预防并正确处理精神、情绪、行为等方面的问题。

（七）青春期保健

此期为体格发育的第2个高峰期，性别差异显著。由于与社会接触增多，外界环境对其影响越来越大，常可引起心理、行为、精神等方面的不稳定。保健方面注意：①供给充足营养，以满足生长发育所需。②培养良好的学习习惯，合理安排生活和学习。③加强素质教育，重视体育锻炼。④预防屈光不正、龋齿、缺铁性贫血等常见病的发生，⑤多方面、多渠道进行法制教育、安全教育和社会公德教育，学习交通规则和意外事故防范知识，减少意外伤害事故的发生。⑥进行正确的性教育和生理、心理、行为指导，保证青少年的身心健康。

二、儿童保健的具体措施

1. 护理

（1）居室：应阳光充足，通气良好，冬季室内温度尽可能达到18～20℃，湿度为55%～60%。母婴应同室，便于母亲哺乳和料理婴儿生活。患病者不应进入小儿居室，尤其是新生儿、早产儿的居室。

（2）衣着（尿布）：应选择浅色、柔软的纯棉织物，宽松而少接缝，以避免摩擦皮肤。冬季不宜穿得过多、过厚，以免影响四肢循环和活动；襁褓不应包裹过紧，以免影响婴儿自如活动。婴儿最好穿连衣裤或背带裤，不用松紧腰裤，以利胸廓发育。幼儿学会走路、会表达大小便时最好不穿开裆裤。

2. 营养

合理喂养是保证儿童生长发育和健康的先决条件，对家长和有关人员，必须及时进行有关母乳喂养、婴儿的辅食添加、如何顺利度过断乳期、幼儿期正确的进食行为培养、学龄前和学龄期儿童的膳食安排等内容的宣教和指导。

3. 计划免疫

计划免疫是根据儿童的免疫特点和传染病的发生情况，按照科学的免疫程序，有计划地进行疫苗接种，以提高人群的免疫水平，达到控制和消灭传染病的目的。

按照我国卫生部的规定，婴儿必须在1岁内完成卡介苗、脊髓灰质炎三联混合疫苗、百日咳、白喉、破伤风类毒素混合制剂、麻疹减毒疫苗和乙型肝炎病毒疫苗等5种疫苗的接种。此外，根据流行地区和季节进行乙型脑炎疫苗、流行性脑脊髓膜炎疫苗、风疹疫苗、流感疫苗、腮腺炎疫苗、甲型肝炎病毒疫苗等的接种。

免疫接种的禁忌证：①患肝炎、急性传染病、自身免疫性疾病、免疫缺陷病或其他严重疾病者；②有明确过敏史者禁止接种白喉类毒素、破伤风类毒素、麻疹疫苗（特别是鸡蛋过敏者）、脊髓灰质炎糖丸疫苗（牛奶或奶制品过敏）、乙肝疫苗（酵母过敏或疫苗中任何成分过敏）；③患结核病、急性传染病、肾炎、心脏病、湿疹及其他皮肤病者不给予接种卡介苗；④发热、腹泻、急性传染病期和接受免疫抑制剂治疗期间，忌服脊髓灰质炎疫苗；⑤百日咳菌苗偶可产生神经系统严重并发症，故小儿和家庭成员患癫痫、有抽搐史和神经系统疾病者，禁用百日咳菌苗。

（四）儿童心理卫生

健康包括身体和精神心理两个方面。随着生活节奏加快，儿童承受的压力越来越大，由于心理行为障碍所引起的疾病日益增多。儿童心理保健的目标是以预防为主，根据儿童心理发展规律，在家庭和社会环境的影响下，通过有益的教育和训练，自幼培养儿童健康的心理、完善的人格、灵活的适应能力，使小儿具有乐观、豁达、积极向上、勇于克服困难和适应社会的良好素质。

1. 习惯的培养

（1）睡眠习惯：应自幼培养儿童有规律的睡眠习惯。①儿童居室的光线应柔和，睡前避免过度兴奋，婴儿应有自己的、放在固定位置的床位，使睡眠环境稳定；②不要随意改变儿童的睡眠时间，保证充足的睡眠、每天应保证的睡眠时间：新生儿 20～22 小时，婴幼儿 12～13 小时，学龄前儿童 10～11 小时，7 岁以上儿童 9～10 小时。③婴儿可利用固定乐曲催眠入睡，不拍、不摇、不可刚喂哺催眠，对幼儿可用柔和声音重复讲故事帮助其入眠。

（2）进食习惯：从婴儿期就应注意训练儿童进食能力，培养良好的进食习惯。①1～2 个月小婴儿尚未建立昼夜生活节律，胃容量小，可夜晚哺乳 1～2 次；3～4 个月后逐渐停止夜间哺乳；4～6 个月婴儿可添加辅食，使其适应多种食物的味道，避免挑食、偏食，同时应训练用勺进食，7～8 个月后学习用杯喝奶、水；②9～10 个月的婴儿开始有主动进食的要求，可先训练其自己抓取食物的能力，尽早让小儿练习自己用勺进食，促进眼、手协调动作，并有益于手指肌肉发育，同时也使儿童的独立性、自主性得到发展。

（3）排便习惯：随食物性质的改变和消化功能的成熟，婴儿大便次数逐渐减少到每日 1～2 次时，便可开始训练坐便盆、定时排大便。当儿童会走路，有一定表达能力、能听懂成人语言时，就可训练控制大小便，一般 1 岁的小儿已可表示便意，3 岁以后可训练睡前排尿而夜间不排尿。

（4）卫生习惯：从婴儿期起就应培养良好的卫生习惯，定时洗澡、勤换衣裤，保护会阴部清洁，不随地大、小便。乳儿在哺乳或进食后可喂给少量温开水清洁口腔。2～3 岁以后培养小儿饭后漱口、食前、便后洗手的习惯，5 岁后锻炼自己早晚刷牙。不吃生水和不洁的瓜果等食物，不随地吐痰，不乱扔果皮纸屑。

2. 社会适应性的培养

儿童的社会适应性行为是各年龄阶段相应神经心理发展的综合表现，与家庭经济水平、育儿方式、儿童性别、性格、年龄密切相关。

（1）独立能力：应在日常生活中培养婴幼儿的独立能力，如自行进食、控制二便、独自睡觉、自己穿衣、穿鞋等；年长儿应培养其独立分析、解决问题的能力。

（2）控制情绪：儿童控制情绪的能力与语言、思维的发展和成人的教育有关。儿童常因要求未能满足而不能控制自己的情绪，或发脾气，或发生侵犯行为，故成人对儿童的要求与行为应按社会标准或予以满足，或加以约束，或预见性地处理问题，减少儿童产生消极行为的机会。用诱导方法而不用强制方法处理儿童的行为问题，可以减少对立情绪，有利于儿童控制力的发展。

（3）意志：在日常生活、学习、游戏中应该有意识培养儿童克服困难的意志，增强其自觉、坚持、果断和自制的能力。

（4）社交能力：养育过程中，经常给予儿童积极愉快的感受，如喂奶时抚触，与孩子眼对眼微笑，说话、唱歌、拥抱；常与孩子做游戏、讲故事等，都会增加孩子与周围环境和谐一致的生活能力。注意培养儿童之间互助友爱，鼓励与其他小朋友互相谦让、增进友谊；让孩子在游戏或有益活动中学习与人交流的技巧，增进语言交流能力。

（5）创造能力：通过游戏、讲故事、绘画、听音乐、表演、自制小玩具等可以培养儿童的想象力和创造力。启发式地向儿童提出问题，引导儿童自己去发现、思考、探索，有助于促进儿童思维能力的发展，开发儿童的智慧潜能。

3. 父母和家庭教育的作用

父母的教养方式和态度、与小儿的亲密程度等，直接影响到儿童个性的形成和心理健康。从小与父母建立相依感情的儿童，日后会有良好的社交能力和人际关系。婴儿期与母亲接触密切的儿童语言和智能发育较好。家庭教育民主氛围较浓的儿童善与人交往、机灵大胆而有分析思考能力；反之，如父母管教过严，常打骂儿童，则儿童缺乏自信心、自尊心，恃强性和紧张性高，对人缺乏感情；父母过于溺爱的儿童缺乏独立性、任性、情绪不稳定。父母应了解不同年龄阶段儿童的心理发育特点，理解儿童的行为，以鼓励性的正面教育为主，对儿童的不良行为应及时说服、抑制、纠正；父母更应提高自身素质，言行一致，以身作则教育儿童。

（五）定期健康检查

0～6岁散在儿童和托幼机构的集体儿童应进行定期的健康检查，系统观察小儿的生长发育、营养状况，及早发现异常、进行指导和采取相应措施。

（1）新生儿访视：由社区妇幼保健人员于新生儿出生28天内家访3～4次，高危儿应适当增加家访次数。家访的目的是早期发现问题，及时指导处理，降低新生儿发病率。家访内容：①新生儿出生情况和生活状态，有无出生时窒息、产伤、吃奶、睡眠、大小便情况等；②预防接种情况；③喂养与护理指导；④体重监测，每周测体重1次并记录；⑤体格检查：重点检查有无产伤、黄疸、畸形、皮肤与脐部感染。每次访视后，应认真填写访视传，待小儿满月后转至有关保健机构。

（2）儿童保健门诊：小儿应定期接受儿童保健单位的健康检查，以早期发现问题、正确指导。定期检查的频度根据儿童生长发育的速度而定，年龄越小，检查间隔宜越短，以便及时发现生长发育的变化，防止发生生长偏离；高危儿、体弱儿应适当增加检查次数。定期检查内容：①体格测量和评价，3岁后每年测视力、血压1次；②询问个人史和既往史；③全身各系统检查；④常见病的实验室检查，如缺铁性贫血、寄生虫病等，对临床可疑佝偻病、微量元素缺乏、发育迟缓等疾病应做相应的筛查实验。

（六）体格锻炼

体格锻炼是增强儿童体质，提高免疫能力，保证身心健康的重要手段。小儿从出生后2周至1

个月即可开始锻炼，随年龄循序渐进。

1. 户外活动

户外活动即"空气浴"和"日光浴"。一年四季均可进行，既可增加儿童对冷空气的适应能力，又能接受日光照射、预防佝偻病的发生。婴儿出生后 1 个月即可进行户外活动，户外活动时间由短逐渐延长，冬季注意身体保暖。

2. 皮肤锻炼

（1）婴儿皮肤按摩：每日早晚进行，每次 15 分钟，在婴儿面部、胸、腹、背和四肢、足底有规律地轻揉与捏握，通过刺激皮肤，有益于循环、呼吸、消化、肢体肌肉的放松与活动。皮肤按摩不仅有益于生理功能，也是父母与婴儿之间情感交流的最佳方式之一。

（2）温水浴：温水浴不仅可保持皮肤清洁，还可促进新陈代谢，增进食欲，有利于睡眠和生长发育。冬季应注意室温、水温，做好温水浴前的准备工作，减少体表热能散发。

新生儿脐带脱落后即可行温水浴，每日 1～2 次。

（3）擦浴：7～8 个月以上的婴儿可进行身体擦浴。擦浴时室温保持在 16℃～18℃，水温 32℃～33℃，待婴儿适应后，水温可逐渐降至 26℃。先用毛巾浸入温水，拧半干，然后在婴儿四肢做向心性擦浴，擦毕再用干毛巾擦至皮肤微红。

（4）淋浴：适用于 3 岁以上儿童。每日 1 次，每次冲淋 1～3 分钟，水温 35℃～36℃，浴后用干毛巾擦至全身皮肤微红。待儿童适应后，可逐渐将水温降至 26℃～28℃。

（5）游泳：有条件者可从小训练，但注意应有成人相伴看护。

3. 体育运动

（1）婴儿被动操：可促进婴儿运动系统的发育，改善血液循环。适于 2～6 个月婴儿，每日 1～2 次，由成人给婴儿做四肢伸屈运动，逐渐过渡到主动操。

（2）婴儿主动操：6～12 个月婴儿大运动开始发育，可训练婴儿爬、坐、仰卧起身、扶站、扶走、双手取物等动作。

（3）幼儿体操：12～18 个月幼儿，在成人的扶持帮助下，进行有节奏的活动；18 个月至 3 岁幼儿可配合音乐，做模仿操。

（4）儿童体操：如广播体操、健美操，以促进动作协调性和肌肉骨骼的发育。

（5）游戏、田径与球类：年长儿可利用木马、滑梯等器械进行锻炼，做各种田径活动和球类、舞蹈、跳绳等运动。

（七）预防意外伤害

（1）窒息与异物吸入：3 个月以下的婴儿应注意防止因被褥、母亲身体、吐出的奶液等造成的窒息。较大婴幼儿应防止食物、果核、纽扣、硬币等异物吸入气管。

（2）中毒：注意食物的清洁卫生，防止食物在制作、存放、出售过程中处理不当所致的食物中毒；避免食用有毒的食物，如毒蘑菇、含氰果仁（苦杏仁、桃仁、李仁等）、白果仁等。药物应放于儿童拿不到的地方，认真对待儿童用药，防止误服造成伤害。

（3）外伤：婴幼儿居室的窗户、楼梯、阳台、睡床等都应置有栏杆，防止坠床和从高处跌落。远离厨房，避免开水、油、汤等烫伤。保管好易造成损伤的物品。教育年长儿不可随意玩火柴、打火机、煤气等易燃危险物品。室内电器、电源应有防止触电的安全装置。

（4）溺水与交通事故：教育儿童不可独自去江河、湖泊、池塘和水井处玩耍；遵守交通规则，不可随意在机动车道上跑行或横穿马路。

第三节　计划免疫

计划免疫是按照规定的免疫程序，有计划地利用生物制品进行预防接种，提高人群免疫力，达到控制和消灭相应传染病的目的。它是贯彻"预防为主"的方针，积极预防传染病的 1 种经济、方便、有效的方法，是国家和父母关心下一代健康成长的职责。目前我国城市接种率已达 100%，但边远山区、农村尚未完全普及。要普及计划免疫，必须有冷藏设备和运输线。

一、基础免疫

我国实行对 1.5 岁以内儿童系统地完成百日咳、白喉、破伤风三联混合制剂、卡介苗、脊髓灰质炎疫苗、麻疹疫苗、乙型脑炎疫苗、乙肝疫苗 6 种生物制品的全程、足量接种，作为常规基础免疫，使之产生对相应传染病的免疫力，以期预防 8 种相应的常见传染病。

二、预防接种的种类

1. 自动免疫

将特异性抗原接种于易感者，使其体内主动产生免疫抗体，以抵抗同抗原的致病体，预防疾病的发生，自动免疫制剂分以下 3 类。

（1）菌苗：由细菌菌体制造而成，分死菌苗和活菌苗两种：①死菌苗：伤寒、副伤寒、霍乱、百日咳菌苗。菌苗进入人体后不能繁殖，免疫效果差。②活菌苗：卡介苗、鼠疫活菌苗。菌苗进入人体后能繁殖，类似一次轻型的自然感染过程，但不会发病，在体内刺激时间长，接种量小，次数少，免疫效果好。

（2）疫苗：用病毒或立克次氏体接种于动物、鸡胚或组织培养，经处理制造而成。①灭活疫苗：乙型脑炎、乙型肝炎、狂犬病疫苗。②减毒活疫苗：麻疹、脊髓灰质炎、风疹、流行性腮腺炎、甲肝减毒活疫苗、流感疫苗。

（3）类毒素：用细菌产生的外毒素经福尔马林处理后失去毒力而保留原来的抗原性。注射后刺激身体产生抵抗毒素的免疫力，如白喉类毒素、破伤风类毒素。

上述 3 种制品，接种后刺激人体自动产生免疫力，称自动免疫。

联合免疫接种是指 1 种以上预防接种制剂联合应用，同时对几种传染病产生抵抗力，如百白破三联针、白破二联针，国外已有风疹、麻疹、流行性腮腺炎三联针等，联合免疫效果好，可减少接种次数。

2. 被动免疫

对未接受过自动免疫的易感儿，在接触传染病后，为使机体在短期内具有免疫力的方法，称被动免疫。被动免疫制剂统称免疫血清。①胎盘球蛋白、丙种球蛋白或全血，用于麻疹、流行性腮腺炎、甲型病毒性肝炎。有效期 3 周。②该传染病的特异免疫球蛋白，如乙肝免疫球蛋白。③免疫血清，包括抗毒素和抗病毒血清等，是将抗原物质免疫动物或人而取得。常用的有破伤风、白喉抗毒素、肉毒抗毒素、抗狂犬病毒血清，这类制品是动物血清，对人来说是一种异种蛋白，易过敏，预防时间短，仅 1～3 周。

三、预防接种的禁忌证

1. 一般禁忌证

①发热。②急性或慢性疾病的发病期。如风湿病、活动性肺结核、心脏病、急慢性肾炎、肝硬化、糖尿病、高血压、血液系统疾病、严重化脓性皮肤病、中耳炎。③过敏性疾病：婴儿湿疹、哮喘、荨麻疹。④体质特别虚弱、严重营养不良。⑤某些传染病流行季节：如乙脑流行季节不宜接种百日咳疫苗，因为可诱发乙型脑炎。⑥近 6 周曾注射过丙种球蛋白、免疫球蛋白或其他免疫制剂者，暂缓用甲肝减毒活疫苗、麻疹、流行性腮腺炎、风疹等活疫苗。⑦对患有癫痫、抽搐史者禁注百白破疫苗、乙型脑炎疫苗、流脑多糖疫苗。⑧急性传染病的潜伏期、前驱期、发病期和恢复期。

2. 特殊禁忌证

①活疫苗：孕妇、免疫缺陷病、恶性肿瘤者长期服用肾上腺皮质激素、抗代谢药和免疫抑制剂患者忌接种。②需复种的疫苗。如第一针已有高热、惊厥、休克等严重反应者，以后不能再复种。③脊髓灰质炎减毒活疫苗。严重腹泻儿暂缓服用，腹泻病痊愈后再服用。④卡介苗。凡患过结核病、OT 或 PPD（＋）者禁用。

四、预防接种的正常反应

目前使用的各类制品除百白破因用氢氧化铝吸附剂制成，偶有严重反应外，一般反应均很轻微，反应持续时间也短暂，因此，预防接种是安全可靠的。一般可分为局部、全身和异常反应。

（1）局部反应：接种几小时至 24 小时注射部位出现红、肿、热、痛。红肿直径在 5cm 以上，伴有淋巴结炎，为重度反应。一般在 2～3 天内可自行消退，无须特殊处理或可进行热敷。如局部反应继续扩大并伴高热等全身症状，则需就医诊治。接种卡介苗 4 周，局部出现红、肿，以后局部化脓，一般 2 个月结痂，形成瘢痕。此乃正常现象。若局部迟迟无反应，说明接种失败。偶有同侧腋窝淋巴结肿大，穿刺或活切检查为干酪样变，说明卡介苗接种反应强烈，引起淋巴结核，需抗痨治疗。

（2）全身反应：轻者有疲倦感、头昏、全身不适；重者头痛、畏寒、高热、恶心、呕吐、腹痛、腹泻等，一般不超过 2 天。轻者无需处理；重者休息，对症治疗，如畏寒高热可口服扑热息痛或布洛芬等解热镇痛剂，呕吐、腹痛可给服维生素 B_6、灭吐灵、654-2、痛痉平等止吐、解痉剂；少数孩子接种麻疹疫苗、风疹疫苗 6～12 天，可有发热、一过性皮疹，1～2 天症状消失；个别接种风疹疫苗后 2～4 周出现轻度关节炎反应。均无需处理。

（3）异常反应：晕厥、过敏性休克、过敏性皮疹、血清病、变态反应性脑脊髓膜炎，诱发潜伏的感染等。晕厥时，可让小儿平卧，保持安静，可手指甲压或针刺人中穴，给喝热开水或糖水，一般几分钟内即可恢复，仍不恢复者或休克者立即皮下注射 1∶1000 肾上腺素 0.01～0.03mL/（kg·次）。无效或其他异常反应迅速住院抢救或治疗。

五、预防接种注意事项

（1）疫苗应从正规渠道进货，所用疫苗应该有卫生部批号。千万不可在私人诊所接种，以防意外发生。

（2）预防接种前，一定要看清说明书所指的接种对象、用法和剂量、禁忌、反应、注意事项、保存和运输是否符合要求、有效期等；并应询问有无禁忌证再决定能否进行预防接种。

（3）安瓿裂损，疫苗变色均不能使用。

（4）疫苗开封后均应在 1 小时内用完。

（5）为防止意外，应有 1∶1000 肾上腺素、氢化可的松等抢救药品备用。

（6）每人均应使用一次性注射器进行预防接种，以防交叉感染。

参考文献

[1] 王晓冬. 儿科重症急救与护理[M]. 北京：科学技术文献出版社，2015.

[2] 赵祥文. 儿科急诊医学[M]. 北京：人民卫生出版社，2015.

[3] 毛定安，易著文. 儿科诊疗精粹[M]. 北京：人民卫生出版社，2015.

[4] 黄力毅，李卓. 儿科疾病防治[M]. 北京：人民卫生出版社，2015.

[5] 陶红. 实用儿科疾病诊断[M]. 北京：科学技术文献出版社，2015.

[6] 王改. 儿科疾病诊疗学[M]. 北京：科学技术文献出版社，2015.

[7] 赵祥文，肖政辉. 儿科急诊医学手册[M]. 北京：人民卫生出版社，2015.

[8] 兰萌，王晓菊. 儿科护理学[M]. 北京：中国医药科技出版社，2015.

[9] 徐丽瑾，赵文颖，陈欣. 儿科诊疗常规[M]. 北京：科学技术文献出版社，2015.

[10] 王丽. 儿科临床药理学[M]. 北京：人民卫生出版社，2015.

[11] 肖云荣. 儿科疾病诊断与治疗[M]. 北京：科学技术文献出版社，2015.

[12] 赵可新. 儿科临床合理用药[M]. 北京：科学技术文献出版社，2015.

[13] 王合文. 现代儿科疾病诊疗学[M]. 北京：科学技术文献出版社，2015.

[14] 葛文惠. 现代儿科疾病诊疗学[M]. 北京：科学技术文献出版社，2015.

[15] 王少玲. 现代儿科疾病的诊断与治疗[M]. 北京：科学技术文献出版社，2015.

[16] 孙衍鹏. 儿科疾病药物治疗学[M]. 北京：科学技术文献出版社，2015.

[17] 史军然. 儿科急危重症诊治[M]. 北京：科学技术文献出版社，2015.

[18] 郑显兰. 儿科危重症护理学[M]. 北京：人民卫生出版社，2015.

[19] 李德爱，陈志红，傅平. 儿科治疗药物的安全应用[M]. 北京：人民卫生出版社，2015.

[20] 郭兴青，管恩本，仲任. 实用儿科疾病诊疗学[M]. 北京：科学技术文献出版社，2015.

[21] 王海. 儿科急危重症治疗与监护技术[M]. 北京：科学技术文献出版社，2015.

[22] 朱文燕，舒捷. 现代实用临床儿科疾病诊治技术[M]. 北京：科学技术文献出版社，2015.

[23] 雷旻，王红梅. 实用儿科感染性疾病诊断与治疗[M]. 北京：科学技术文献出版社，2015.

[24] 李红芹. 实用妇产科与儿科诊疗技术[M]. 北京：科学技术文献出版社，2015.

[25] 郑伟，杨志英，程艳艳. 儿科疾病诊断治疗学精要[M]. 北京：科学技术文献出版社，2015.

[26] 赵春，孙正芸. 临床儿科重症疾病诊断与治疗[M]. 北京：北京大学医学出版社，2015.

[27] 亓学海. 临床妇女与儿科诊疗新进展[M]. 北京：科学技术文献出版社，2015.

[28] 梁咏雪，王惠萍. 新编儿科疾病诊疗思维与实践[M]. 北京：科学技术文献出版社，2015.

[29] 张英谦. 儿科用药策略[M]. 北京：科学技术文献出版社，2015.

[30] 朱丽辉，祝益民. 儿科急诊适宜技术[M]. 北京：人民卫生出版社，2016.

[31] 祝益民. 儿科医生手册[M]. 北京：人民卫生出版社，2016.

[32] 申昆玲. 儿科临床操作技能[M]. 北京：人民卫生出版社，2016.

[33] 陈红燕. 儿科急症的诊断与治疗[M]. 北京：科学技术文献出版社，2016.

[34] 孙淑媛. 儿科疾病诊疗学[M]. 北京：科学技术文献出版社，2016.

[35] 尹蕾. 儿科疾病与临床营养支持[M]. 北京：科学技术文献出版社，2016.